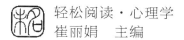

轻松阅读·心理学
崔丽娟　主编

U0393079

Concise Health
PSYCHOLOGY

简明健康心理学

何小蕾 ——— 著

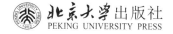

北京大学出版社
PEKING UNIVERSITY PRESS

图书在版编目(CIP)数据

简明健康心理学/何小蕾著.—北京：北京大学出版社，2022.4
（未名·轻松阅读·心理学）
ISBN 978-7-301-32954-2

Ⅰ. ①简⋯　Ⅱ. ①何⋯　Ⅲ. ①健康心理学—通俗读物
Ⅳ. ①R395.1-49

中国版本图书馆 CIP 数据核字(2022)第 047393 号

书　　　名	简明健康心理学
	JIANMING JIANKANG XINLIXUE
著作责任者	何小蕾　著
责 任 编 辑	魏冬峰
标 准 书 号	ISBN 978-7-301-32954-2
出 版 发 行	北京大学出版社
地　　　址	北京市海淀区成府路 205 号　100871
网　　　址	http://www.pup.cn
电 子 信 箱	weidf02@sina.com
新 浪 微 博	@北京大学出版社
电　　　话	邮购部 010-62752015　发行部 010-62750672
	编辑部 010-62752926
印 　刷 　者	三河市博文印刷有限公司
经 　销 　者	新华书店
	890 毫米×1240 毫米　A5　6.25 印张　129 千字
	2022 年 4 月第 1 版　2022 年 4 月第 1 次印刷
定　　　价	39.00 元

目 录
CONTENTS

第一章

健康心理学的这些那些

一、什么是健康？

对于健康，每个人都有自己的理解。大致分为以下两种：

健康即没有生病

英，女，22 岁，公司职员。

英的同事都觉得她虽然很时尚，但看着太瘦了，给人感觉病恹恹的，没什么力气，所以都劝她注意身体。但是最近，英所在的公司组织体检，全身检查结果显示英除了体重偏瘦外，身体状况良好，这使她更加深信自己是健康的。

英非常热衷于减肥，她试过很多减肥药，有时故意让自己饿几顿，甚至还把刚吃进去的东西抠出来。此外，她还是典型的"夜猫子",几乎每天都要"活动"到深夜,午夜钟声敲响后,还常常可以在酒吧、KTV、舞厅和茶餐厅看到英的身影。早上,英通常很晚起床,不吃早饭就直奔公司。因为一个人住,她平时的三餐也极不规律,泡面是她的饭,啤酒是她的饮料,烟是她的零食。

健康是一种生理的、心理的及社会幸福的完全状态

华,男,52 岁,公司高管。

随着年龄的增长,华切身体会到健康不只是当下身体没病,而是包含了心理健康和社会幸福的一个综合概念,这三者是一个相互影响的系统。

因此,他生活规律,早起早睡,一日三餐定时定量,不喝酒、不抽烟,每天运动半小时。生活在城市中的他还喜欢旅游,经常带着家人游山玩水。华有很多朋友,平时他们互相打电话,有时也会聚在一起,聊聊开心的和不开心的事情。

"健康"一词始于汉代,是一个有着两千多年历史的古老词汇。它的本意是**生理完整、力量和速度优越、气血充盈、五路通达**。可见,两千多年前的古人对于健康的理解已经不仅仅局限于"没有生病了"。但是,由于那时候除了战争原因以外,人们大多死于传染性疾病,这点让他们相信个体对疾病的掌控力相当有限。因此,他们概念中的"健康"更聚焦"生理"。

　　直到 20 世纪中后期,随着预防措施和医疗手段的进步,传染性疾病引起的死亡率持续下降。与此同时,导致死亡的主要原因也开始从传染性疾病逐渐转变为慢性疾病,如心脏病、癌症、中风等,而这些疾病大多与不健康行为和生活形态密切相关。另一方面,随着医疗费用的增加,一些政府,尤其是发达国家的政府开始意识到可以通过教育人们学习健康行为和生活形态,降低患病风险。

　　于是,1946 年,联合国创立了世界卫生组织(WHO),并在其法令前言中对健康下了一个定义:**"健康是身体、精神与社会全部美满的状态,而不仅仅指避免疾病和残疾。"** 这一定义清楚地肯定健康是一个多维度的概念。比如一位积极乐观、受人欢迎、双腿残疾的钢琴演奏家,他在生理上可能是有缺陷的,但是在心理和社会层面却是健康的。

| 小知识 | 世界卫生组织提出的 **10** 条健康标准 |

健康的标准

1. 充沛的精力,能从容不迫地担负日常生活和繁重的工作而不感到过分紧张和疲劳。
2. 处世乐观,态度积极,乐于承担责任,事无大小,不挑剔。
3. 善于休息,睡眠好。
4. 应变能力强,适应外界环境中的各种变化。
5. 能够抵御一般感冒和传染病。

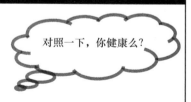

对照一下,你健康么?

6. 体重适当，身体匀称，站立时头、肩位置协调。
7. 眼睛明亮，反应敏捷，眼睑不发炎。
8. 牙齿清洁，无龋齿，不疼痛，牙颜色正常，无出血现象。
9. 头发有光泽，无头屑。
10. 肌肉丰满，皮肤有弹性。

另一方面，随着人们对"健康"概念的认识转变，传统的医学模式也发生了新的变化。

➤ 生物心理社会模式

20 世纪后期，随着疾病形态的改变，一些医生、心理学家及社会学家放弃了传统的生物医学模式，提出了生物心理社会模式。这一模式认为是**生物、心理和社会三方面的合力，共同决定着一个人是否容易患病，治疗效果的好坏以及能否更好地维持健康。**

那么，这三个因素分别包含哪些方面，又会对我们的健康产生怎样的影响呢？

◇ 生物因素

生物因素包括我们得自父母的遗传以及个人的生理功能。比如先天身体结构上的缺陷，后天身体结构的损伤，对疾病的抵抗力、免疫力，对花粉、灰尘等的敏感性，等等。

◇ 心理因素

心理因素包括个人的认知、情绪与动机。

认知是人最基本的心理过程,是指人们获得知识和应用知识的过程,是信息加工的过程。我们可以用一个例子来说明认知对健康的影响:如果一个人强烈地相信"人活一世,若不能随心所欲地享受,生命便没有意义",那么当他认为烟是他所享受的东西时,就不可能戒烟,因而他罹患癌症或心脏病的风险会比常人更高。

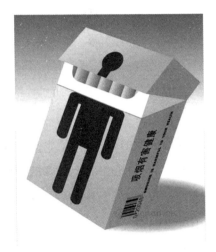

公益广告大赛个人组银鼎奖:吸烟有害健康
（作者:深圳市　肖飞）

情绪是主观的体验,它影响认知、行为及生理等因素,同时也受这些因素的影响。情绪与健康有着千丝万缕的联系,比如积极的人通常比消极的人更快从疾病中康复。另外,情绪在人们决定寻求治疗时也很重要,比如害怕牙医的人除非万不得已,否则不会去看牙。

动机可以解释人们为什么开始某些行动、选择方向并坚持下去。比如父母可能会为了避免自己的孩子吸二手烟而选择戒烟。

◇ 社会因素

人是社会的人,我们每个人都与自己之外的他人发生联系,并互相影响。社会的概念包含了各个层面:从家庭,到我们生活的社区,直至我们所在的大环境。

对大多数人来说，最亲密而持续的社会关系发生在**家庭**内部。个体可以从父母、兄弟、姐妹那里学到很多有关健康的行为、态度和信念，比如多吃蔬菜、规律的一日三餐、运动等。

社区包括朋友、邻居、同学、同事以及我们所能遇到的其他人。我们与他们发生着相对直接的相互影响。比如一些青少年抽烟是想得到朋友们的认可，或是想在异性面前表现得很"酷"。

同时，我们所在的**大环境**借着提倡文化中的某些价值观来影响个人的健康。比如，用电视、网络、报纸等媒体传递酒后不能驾车、吸烟有害健康等价值观。

为更好地说明生物、心理和社会因素三者之间的关系，我们来看一个例子：

> 小宝是一个小胖墩儿，但他的父母体重都比较正常。小宝肥胖主要是他的饮食习惯造成的。小时候，他经常又哭又闹，父母为了安抚他，就给他糖果吃，这种方法非常灵验。小宝的父母一直认为，胖胖的小孩才可爱，所以一直没有觉察到小宝实际上已经太胖了。同时，由于小宝太胖，所以非常容易疲倦，也不爱运动。他喜欢坐在沙发上，边吃饼干和薯片边看电视，累了就直接睡觉。此外，看电视的过程中，他接触到了很多零食和甜食的广告，每次看了都忍不住要妈妈去买，这又使他的肥胖问题变得更加严重。

小测试　你是否拥有健康的生活形态?

这个小测验将评估你生活形态的 9 个方面。如果某个句子的描述符合你的日常生活习惯,就在这个句子前面的方框中打钩。请诚实地回答问题,并在 1～2 分钟内完成所有的题目。

☐ 我每天睡 7～8 个小时。

☐ 我几乎每天都吃早餐。

☐ 我三餐规律,而且很少在两餐之间吃零食。

☐ 我的体重不低于标准体重的 10%,不高于 20%(体重除以身高的平方,kg/m^2,即体重指数 BMI,国际上认为正常的体重指数在 18～25 之间)

☐ 我从不抽烟。

☐ 我很少喝酒或只喝适量的低度酒。

☐ 我进行规律性的锻炼并保持适合自身身体状况的运动量。

☐ 我的生活态度乐观。

☐ 我有良好的人际网络。

如果你共有 7 个以上的钩,表示你的生活形态非常好。

这一测验中提到的 9 种生活习惯适用于各种年龄的人,特别适用于身体功能处于下降阶段的人。若能遵循上述 9 种习惯去生活,那么将会使你终身受益。一般来说,年龄超过 55 岁的人如果能按上述的 7 种至 9 种习惯去生活,将比仅仅遵循 3 种或更少的习惯生活的人长寿 7～10 年。

这一测验的原型是美国加州大学公共健康系莱斯特·布莱斯诺博士的一项研究。他对约 7,000 名 11~75 岁的不同阶层、不同生活方式的男女居民进行了 9 年的研究。结果证实，人们的日常生活方式对身体健康的影响远远超过所有治疗药物的影响。

二、健康心理学研究什么？

美国心理学会第 38 分支——健康心理学的首任主席马特拉佐（Joseph Martarazzo）将健康心理学定义为：健康心理学包含关于健

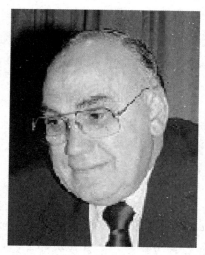

马特拉佐

康的促进与维持，疾病的预防和治疗，辨认与健康、疾病和功能失调相关的病源和诊断，以及分析与改进健康医护系统与健康政策的制定等问题的心理学范围的研究，它是心理学中有关教育、科学、专业贡献的集合体。

从这一定义中，我们可以得出以下几个结论：

（1）健康心理学**强调提升和维持健康**。随着危险行为和生活方式成为人类患病和过早死亡的主要原因,随着医疗卫生保健费用的与日俱增,健康促进领域的一个共同主题就是改变人们的生活方式。由于健康行为是和情感与动机、态度与信念、奖赏与惩罚等诸多因素有关的,因此心理学家可以从专业的角度进行研究、提出理论以及干预方法。

（2）健康心理学应当为**疾病的预防和治疗**做出自己的贡献。心理学的原理已经有效用于防止疾病,比如降低患高血压、心脏病以及中风的危险性。同样,行为、认知和态度因素对患者接受治疗、康复和遵循医嘱等都会产生影响。甚至对于一些已经非常严重的患者来说,受过临床训练的心理学家可以帮助他们改善目前的状况,制订恢复健康的计划。

（3）健康心理学应当在**辨认和诊断致病原因**方面做研究。健康心理学可以研究生理和知觉的过程,并运用到诊断人的诸如视觉、听觉方面的问题;健康心理学也可以通过研究人的生活形态、性格、情绪等心理因素对疾病的影响来降低人们得病的概率;另外,健康心理学还可以研究心理社会压力所引起的功能失调等。

（4）健康心理学致力于**改善健康医疗保障系统**,促进健康政策的制定。探索人们如何受到医院、疗养院、医疗人员或者医疗费用的影响。健康心理学家可以运用所获得的知识,提出改进的建议,帮助医生和护士们更好、更及时地了解患者的需求,从而适时地提供符合患者需求的服务,使医疗系统照顾到那些原本无法得到医疗的人。

这一概念的重要性在于健康心理学把关注的范围扩大到有关健康问题的整个社会系统,如人们的生活方式和价值观,健康管理的、社会的、政治的、经济的环境,医生和健康管理者的教育培训等。

三、健康心理学有哪些干预方法?

➢ 药不能停:药物疗法

药物治疗是医疗机构中最常用的疗法,它能有目的地调节人的生理机能,因此也是最得到社会公认的疗法。然而,就如所有硬币总有正反两面,药物治疗也有很多不可忽略的问题。

◇ 是药三分毒

几乎所有药物都可能引发不良反应,有些药长期服用还可能产生副作用。比如,糖尿病患者长期使用降糖药物会使肝肾出现功能障碍。又如,长期服用抗精神病药会引起迟发性运动障碍,其特征是不自主、不规律的肌肉运动,如舌头卷动、手握紧、面部扭曲等。

药物依赖

药物依赖又叫药物成瘾,是由药物与机体相互作用造成的一种精神状态或身体状态。有些人药物依赖是为了体验它带来的精神效应,有的则是为了避免身体上的不舒适,或者两者皆有之。最典型的比如"吗啡",它有极强的镇痛作用,同时还可带来某种幸福感。

戒断反应

戒断反应是长期使用某种药物后,因停药或减药发生的躯体或精神不适症状,严重时有潜在致命危险。除了大家都知道的酒精、毒品外,一些抗精神类药物,如抗抑郁药也可引起戒断反应。

耐药性

耐药性又称抗药性,一般是指病原体对药物反应降低的一种状态,它会导致药品效果降低甚至失效。引起耐药性的可能原因包括:(1)药物滥用、误用或者服药时间不够长;(2)药品质量没有一直保持在高位;(3)畜牧业广泛使用抗生素。耐药性已对全球公共卫生构成越来越严重的威胁,甚至对某些疾病已经出现了无药可用的局面。比如,据世界卫生组织报道,目前已在至少十个国家(澳大利亚、奥地利、加拿大、法国、日本、挪威、斯洛文尼亚、南非、瑞典和大不列颠及北爱尔兰联合王国)证实用于淋病的最后药物手段(第三代头孢菌素类抗

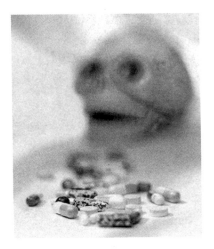

是药三分毒

生素）治疗失败。

药物存在的这些问题促使各国开始注意药品的安全性问题，并开始着手建立处方药与非处方药分类管理制度，从法律的角度来保证药品使用的安全性。而对个人来说，有病就医和遵医嘱是最好的"自我保护"。

> ### ➤ 神奇的"药"：安慰剂

第二次世界大战期间，美军在攻占意大利南部海滩的战斗中，镇痛剂中途耗尽。面对哀嚎的伤兵，当时的军医哈佛大学的毕阙博

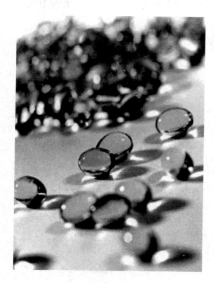

士在无奈之下只能让护士注射生理盐水并骗他们说里面加了强力镇痛剂。结果，神奇的事情发生了，这些注射了生理盐水后的伤兵，居然真的停止了哀嚎！

◇ 什么是安慰剂

安慰剂的使用几乎与临床医学有着同样悠久的历史。

广义的安慰剂是指在任何治疗过程（或某一环节）中故意安排的、有效的、或不知是否有效的、或只对治疗起非特殊作用的措

安慰剂

施,可以包括所有机械性、外科、药物或心理治疗。根据这一概念,医院的环境、设备,医务人员的威望、态度、言行,医患关系,非活性药物等都属于安慰剂的范畴。

狭义的安慰剂是指将一种缺乏特殊活性的物质或一个治疗过程赋予患者,然后对其疗效做出评价。

◇　什么是安慰剂效应

安慰剂效应(placebo effect)是指药物或治疗操作产生的、和药物的药理效应无关的心理、生理或身心反应。

安慰剂效应有积极与消极之分。积极安慰剂效应普遍存在。英国索斯安普敦大学的医生对 200 名自认为身体有问题,却查不出任何疾病的患者进行了一项调查。在调查中,医生们告诉部分患者,他们没有患什么大不了的病,很快就会康复。其他患者从医生那里听到的则是他们的病因尚不清楚。两周后,第一组患者中有 64％人康复了,第二组患者中仅有 39％人恢复健康。

当然,消极的安慰剂效应也可能存在,如因为医生不自觉地皱眉或表现出不耐烦的情绪,会使患者对治疗失去信心。也有一些安慰剂会引起药物性皮炎、血管神经性水肿或头晕、恶心等症状。

安慰剂效应是一种不稳定状态,可以随疾病的性质、病后的心理状态、不适或病感的程度、自我评价、医务人员的言行、环境、气氛的变化而变化。所以,安慰剂的效果在不同的人、不同的时间差别较大。

◇ 解密安慰剂效应

条件反射

条件反射，简单来说就是两样本来没有任何联系的东西，因为长期相伴出现而在头脑里形成了一种神经联系。之后当其中一样东西出现的时候，便无可避免地联想到另外一样东西。比如，给狗喂食的同时吹哨子。重复多次以后，狗一听到哨声就分泌唾液。

有学者认为安慰剂效应的本质是条件反射。比如在之前的例子里，士兵们知道或曾经体验过注射吗啡能镇痛，那么只要认为自己被注射的是吗啡，就能通过条件反射动员大脑分泌胺多酚，从而产生镇痛效果。

信念或期望

患者的信念或期望，医生、护士或其他治疗者的信念或期望，医患关系引起的信念或期望都会引起安慰剂作用。

患者对病情缓解所抱的信念或期望在安慰剂效应中起着关键的作用。纽约州立大学布鲁克林南纽约州医学中心的一项研究证明，如果给哮喘患者一个仅含有雾化盐水的吸入器，但却告诉他们吸入的将是一种刺激剂或过敏剂，他们就会出现更多的气道阻塞问题；如果告知同一批患者吸入器中装的是可治疗哮喘的药，他们的气道就张开了。

医生的信念或期望对患者也会产生很重要的影响。患者在和医生互动的过程中，会从他的言行举止中察言观色，如果医生表现得非常自信,患者就会从中获得信心。

安慰剂效应还可通过医生与患者的关系来理解。有一家医院进行了这样一项研究:将年龄、性别、主要疾病、病情的严重性及手术类别等具有可比性的患者随机地分成两组,麻醉医生在手术前夜分别去看望这两组患者。看望对照组时,医生语气平淡地说:"我叫某某,明天由我给你麻醉,别担心,不会有事的。"说完后随即离开。看望实验组患者时,医生用 5 分钟时间热情地与患者交谈,握着他们的手,耐心地告诉患者有关手术及术中疼痛的真实情况。第二日手术时,两组患者都按其所需给予止痛药。结果,实验组患者所需的止痛药量是对照组患者的一半,且平均住院时间比后者少了 26 天。

个性因素

使用安慰剂时容易出现相应的心理和生理效应的人,被称为安慰剂有效者。许多学者都发现安慰剂有效者在性格上有一些共同点,比如好与人交往、有依赖性、易受暗示、自信心不足、注意自身的各种生理变化和不适感、有疑病倾向和神经质等。

◇　安慰剂可能引发的问题

安慰剂效应无所不在。尤其是狭义的安慰剂,在缓解慢性疼痛、慢性轻度神经精神功能紊乱(如失眠、焦虑、紧张、抑郁等)、慢性功能性疾病(如感冒、咳嗽、过敏、轻度高血压和呕吐等)以及对诊断明确不需药物治疗,但又坚持要求接受药物治疗的患者很有效果。但是,在使用狭义安慰剂时,许多医学专家都面临着一个两难的问题:一方面,如果他们如实告诉患者自己开的是"假药",那么安慰剂的效果将不复存在;另一方面,如果告诉患者他们开的是具有药理作用的"真药",那么就变成了欺骗,是违反伦理道德的。另外,虽然医生在临床和实验中对安慰剂的使用是非常谨慎的,但仍不可能确保万无一失。即使医务人员在进行治疗的过程中严格执行技术操作规程,但由于患者的特异性体质,或对药物的严重过敏反应,仍可能发生意外,引起纠纷。

> ➤ 强化的神效:行为疗法

20 世纪初,以华生(Waston)等为代表的一批心理学家继承了

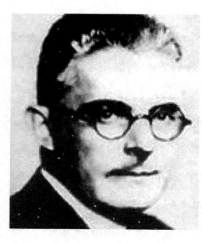

华生

巴甫洛夫的条件反射理论,强调行为的决定因素来自外部刺激,即行为是学习的结果。他们认为潜意识的矛盾冲突不适合科学研究,因此主张用客观的、严格的科学方法,以行为作观察指标进行科学研究,从而开创了行为主义学派,开始了行为疗法的早期尝试。

　　行为主义认为人的所有行为都是通过学习而获得的，其中"强化"对该行为的巩固和消退起决定性作用。强化可采取嘉奖或鼓励的方式，也可采取批评或惩罚的方式。行为疗法就是基于这一理论，认为一个人通过错误的学习获得病理性行为，也可以通过学习予以矫正。因此，行为疗法的目的在于：利用强化使患者模仿或消除某一特定行为，建立新的行为方式，摒弃不良行为。因此，行为疗法很注重心理治疗目标的明确化和具体化，主张对患者的问题采取就事论事的处理方法，不追究个人潜意识和本能欲望对行为的作用。

　　行为疗法有很多具体的技术，在此我们介绍两种比较简单易行的方法：放松疗法和系统脱敏疗法。

　　◇　行为的巩固：放松疗法

　　放松疗法是雅可布松（Jacobson, E.）于1938年创立的，他认为焦虑会随肌肉紧张度的降低而消除。因此，他写了一本《渐进性放松》的书，创立了"渐进性肌肉放松训练"。他的放松训练程序基本上是使各肌肉群先紧张后放松，使个体学会区分肌肉紧张与放松的感受，这种训练涉及60组不同的肌肉。本斯屯（Bernstein）等在1973年发表了渐进性肌肉放松训练治疗手册，进一步简化了这一技术，把训练集中在16组肌肉上。

　　放松疗法发展到现在，有很多种具体的方法，其中主要包括：渐

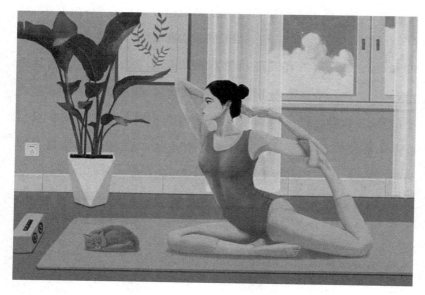

瑜伽

进性肌肉放松、自生训练①、自我催眠、瑜伽、超觉静默②、放松反应
等。虽然这些方法的原理及程序略有不同,但目的是共同的,即降
低交感神经系统的活动水平、减低骨骼肌的紧张、减轻主观的焦虑
与紧张的感受。此外,放松疗法还要求个体坚持训练,否则不能起
到长远的疗效。

---

① 自生训练是由德国学者舒尔茨(Schults)创立的,它是一种自我催眠的过程,使
患者产生"温暖"和"沉重"两种身体感觉。在自生训练过程中,重要的是在被动而且自然
的情况下让身体的感觉产生。
② 超觉静默法是通过集中意识、控制感觉,进入并体验默思状态,从而摒除一切杂
念,达到精神松弛,提高领悟能力和随意控制心理活动而养心祛病的心理治疗方法。

使用放松疗法时,个体进入放松状态的表现为全身骨骼肌张力下降,呼吸频率和心率减慢,血压下降,四肢温暖,头脑清醒,心情轻松愉快,全身舒适的感觉。研究证明,放松状态可使大脑皮层的唤醒水平下降,从而促使运动系统功能降低,营养性系统功能增高。营养性系统的功能是保持能量,提高副交感神经活动,包括心率减慢、血压下降、皮肤温度升高、增强胃肠运动和分泌功能等,促进合成代谢及诸如胰岛素和性激素等有关激素的分泌,从而影响机体各方面的功能,达到增进心身健康和防病治病的目的。放松状态不同于催眠状态,是处于一种清醒状态下的低代谢状态。

目前,放松疗法已广泛应用于临床处理患者的应激,治疗焦虑症、恐怖症、紧张性头痛、睡眠障碍、高血压等疾病,转变 A 型行为模式等。

小练习　渐进性肌肉放松训练

找一个安静的场所,或坐或躺,舒适即可,调匀呼吸。每一部分肌肉紧张保持 10 秒左右,注意肌肉紧张时的感觉。同样的,肌肉放松保持 10 秒左右,并细心体察放松时肌肉的感觉。

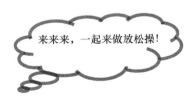

来来来,一起来做放松操!

每个肌肉群紧张、放松 2～3 次,然后进入下一个肌肉群。当进行一部分肌肉一张一弛的训练时,尽量使其他肌肉保持放松。最后对那些感到未彻底放松的肌肉,依照上述方法再行训练。

1. 握紧拳头—放松;伸展五指—放松。(手指)

2. 收紧肱二头肌—放松;收紧肱三头肌—放松。(手臂)

3. 耸肩向后—放松;提肩向前—放松。(肩)

4. 保持肩部平直转头向右—放松;保持肩部平直转头向左—放松。(颈)

5. 屈颈使下颚触到胸部—放松。(下颚)

6. 尽力张大嘴巴—放松;闭口咬紧牙关—放松。(牙)

7. 尽可能地伸长舌头—放松;尽可能地卷起舌头—放松。(舌头)

8. 舌头用力抵住上颚—放松;舌头用力抵住下腭—放松。(舌头)

9. 用力张大眼睛—放松;紧闭双眼—放松。(眼睛)

10. 紧锁眉头—放松。(额头)

11. 尽可能地深吸一口气—放松。(胸)

12. 身体尽可能地"收缩"—放松;绷紧并挺腹—放松。(腹)

13. 收紧臀部肌肉—放松;臀部肌肉用力抵住椅垫—放松。(臀)

14. 伸腿并抬高15～20厘米—放松。(腿)

15. 屈趾—放松;翘趾—放松。(脚趾)

渐进性肌肉放松训练需要坚持不懈地练习才会看到成效，不能强求一次就能体验到效果。

◇ 行为的消退：系统脱敏法

系统脱敏法是沃尔帕（Joseph Wolpe）在 20 世纪 50 年代末期在巴甫洛夫经典条件反射学习理论和斯金纳操作条件反射理论（即斯金纳的正性强化和自然消退原则）的基础上提出的一种行为疗法，其基本原理是交互抑制理论，因此又称交互抑制法。沃尔帕认为，人和动物的肌肉放松状态与焦虑情绪状态是一种对抗的过程，一种状态的出现必然会抑制另一种状态。例如，全身肌肉放松状态下的肌体，各种生理生化反应指标，如呼吸、心率、血压、肌

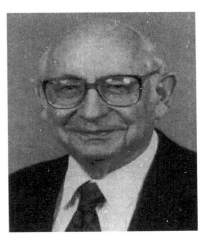

系统脱敏法的创始人沃尔帕

电、皮电等，都会表现出与焦虑状态下完全相反的变化，这就是交互抑制作用。根据这一原理，在治疗时，治疗者在刺激物出现的同时让患者做出抑制焦虑的放松反应，从而削弱、最终切断刺激物同焦虑反应间的联系。

在运用系统脱敏法进行治疗时，应包括三个步骤：

进行放松训练

在进行系统脱敏疗法之前,患者必须先进行放松训练。一般应用最多的是渐进式肌肉放松训练。训练时要求患者首先学会体验肌肉紧张与松弛间的差别,然后根据指导语进行全身各肌肉群先紧张后松弛的训练,以达到全身肌肉能够迅速进入松弛状态为合格(具体的方法可参照"放松疗法"部分)。

划分焦虑等级

建立恐怖或焦虑的等级层次,这是进行系统脱敏疗法的关键。治疗者要帮助患者找到所有使之感到恐怖或焦虑的事件或情景刺激,并把这些事件或情景刺激按对其造成的恐怖或焦虑感的严重程度按高低顺序排列。

分级脱敏练习

按照焦虑等级从低到高的顺序进行放松训练。患者先一边想象等级最低的事件或情境,一边通过放松训练对抗焦虑,当经过反复训练患者已经不再对这一事件或情境感到焦虑,或者焦虑程度大大降低时,就说明已经达到脱敏的效果,可以进入下一个等级。如果在某一等级时焦虑过于强烈,可以退回前一等级重新训练。如果患者顺利通过所有等级的事件或情境,治疗即告完成。

系统脱敏疗法除了运用情境想象的方法外,还可以使用实际接触情境、图片、幻灯等方法。

系统脱敏法是最常用的一种行为疗法,它对于治疗有明显情境因素引起的某些恐怖症、强迫症,解除患者与焦虑有联系的神经症等行为问题特别有效。

> ➤ 知而后行：认知疗法

认知疗法的基本观点是：认知过程是信息加工的过程。人脑接受外界输入的信息，经过头脑的加工处理，转换成内在的心理活动，进而支配人的行为。因此，认知学派认为不合理的认知是造成适应不良行为和不合理情绪的源头，而医生的任务就是与患者共同找到并矫正这些不合理认知，使患者的认知更接近现实和实际，从而改善患者的情绪，矫正患者的行为。基于这一观点，认知学派发展出一套治疗策略，旨在帮助患者纠正不合理的认知和消极信念，重新构建认知结构，重新评价自己，重建自信。

目前认知疗法的理论和范围正在不断补充和扩大，这里仅介绍最有代表性的艾里斯合理情绪疗法和贝克认知疗法。

◇ 我信故我行：艾里斯（Albert Ellis）的合理情绪疗法（Rational-Emotive Therapy，RET）

> 琴外出到森林公园旅游。沿途美景让她心情大好，一边走在小路上一边哼起了歌。正高兴，突然看到一条蛇，吓得她直冒冷汗，一路尖叫着逃离现场，再也提不起玩的兴趣了。

看了这段话，我们会觉得是美景让琴心情愉悦，是蛇让她魂飞魄散。但在艾里斯的理论里，却并非如此。艾里斯认为引起人们情绪困扰的并不是外界发生的事件，而是人们对事件产生的信念，即对事件的态度、看法、解释和评价等认知内容。因此让琴产生好心情的可能是"森林里空气好"的想法，而让琴怕蛇的可能是"蛇会咬我，我会中毒而死"的信念。

由此可见，合理的信念会引起人们对事物恰当、适度的情绪和行为反应；而不合理的信念则往往会导致不恰当的情绪和行为反应。当人们坚持某些不合理的信念，长期处于不良的情绪状态中时，就可能最终导致情绪障碍。所以，合理情绪疗法认为应该通过改变人们不合理的认知和信念来改善情绪。

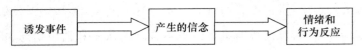

合理情绪疗法的治疗过程一般分为四个阶段：

心理诊断阶段

这是治疗的最初阶段，治疗者首先要与患者建立良好的工作关系，帮助患者建立自信心；其次摸清患者所关心的各种问题，将这些问题根据所属性质和患者对它们所产生的情绪反应分类，从其最迫切希望解决的问题入手。

领悟阶段

这一阶段着眼于帮助患者认识到自己不适当的情绪和行为表现或症状，认识到这些症状是因自己而起，并寻找产生这些症状的思想或哲学根源，即找出自身存在的非理性信念。

在寻找非理性信念并对它们进行分析时要按顺序进行：第一，要掌握有关诱发性事件的客观证据；第二，了解患者对该事件的反应;第三,请患者回答为什么会对该事件产生恐惧、悲痛、愤怒的情绪,找出造成这些负性情绪背后的非理性信念;第四,分析患者在此事件中存在理性的和非理性的看法或信念,并将两者区别开来;第五,将患者的愤怒、悲痛、恐惧、抑郁、焦虑等情绪和不安全感、无助感、绝对化要求和负性自我评价等观念区别开来。

修通阶段

这一阶段是合理情绪疗法中最重要的阶段。治疗者主要采用辩论的方法动摇患者的非理性信念,用夸张或挑战式的发问要求患者回答他有什么证据或理论对诱发性事件持与众不同的看法。通过反复不断的辩论,患者理屈词穷,不能为其非理性信念自圆其说,从而真正认识到,他的非理性信念是不现实的,不合乎逻辑的,也是没有根据的。然后,治疗者引导患者分清什么是理性的信念,什么是非理性的信念,并用理性的信念取代非理性的信念。

再教育阶段

这是治疗的最后阶段,为了进一步帮助患者摆脱旧有的思维方式和非理性信念,治疗者还要与患者一起探索是否还存在与本症状无关的其他非理性信念,并与之辩论,使患者学习到并逐渐养成与非理性信念进行辩论的方法。在这一阶段,可以进行一些解决问题的训练和社会技能的训练等。

合理情绪疗法适用于各种神经症和某些行为障碍的患者,如情绪障碍、抑郁症、焦虑症、抑郁性神经症、强迫症、恐怖症、行为障碍、人格障碍、性变态、性心理障碍以及偏头痛、慢性结肠炎等身心疾病。

　　◇ 纠正错误认知：贝克的认知疗法

　　　　玲的家住在 8 楼，有一次她乘电梯回家，恰巧遭遇停电，她
　　　在电梯里被困了 30 分钟，出来的时候喘着大气，满头大汗。从
　　　此以后，她每天走楼梯上下，再也没坐过电梯。她坚信，电梯是
　　　不安全的，只要她坐电梯，同样的事情就会再次发生。

　　贝克认为心理问题是从平常的事件中产生的，例如错误的学
习，依据片面的或不正确的信息做出的错误推论，以及不能正确地
区分现实与理想之间的差别等。他提出，信息形成过程中产生的曲
解和谬误导致了情绪障碍的发生。贝克把信息加工过程中系统的
错误推理称为"认知的歪曲"，并归纳了五种认知过程中常见的认知
歪曲形式。

小知识 认知歪曲常见的五种形式

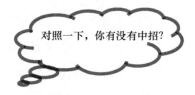

形式	表现	事例
任意推断	在缺乏证据或不充分时草率地做出结论	他和我迎面走过却没有和我打招呼，我一定是哪里得罪他了！

（续表）

形式	表现	事例
选择性概括	仅依据个别细节而不考虑其他情况便对整个事件做出结论	试卷上这道题目这么简单我都没答对,我真笨!
过度引申（过度泛化）	指在单一事件的基础上做出普遍性结论	妈妈说好今天陪我出去玩的,现在却又说我的功课太多还是别去了。妈妈就是这样,只关心功课,不关心我的死活!
夸大或缩小	对客观事件的意义做出歪曲的主观评价	我一出门就下雨,这是老天在和我过不去!
极端思维	要么全对,要么全错	骗我的人都是坏人!

认知疗法常用的治疗技术有:

识别自动思维

患者在接受认知疗法的过程中,首先要学会识别自动思维,即诱发事件引发的想法。一般人很难意识到自动思维的存在,因为这已经成为个体的一种思维方式和思维习惯了。在治疗开始时,患者就要学会辨认出在焦虑、抑郁、愤怒等不良情绪及行为之前出现的那些自动思维。

识别认知错误

自动思维的产生源于个体对某一类事物的信念或假设,而患者的不良自动思维就是源于其不良的信念或假设。因此,识别认知错误是一项更深层次的工作。治疗者采用提问、想象技术、角色扮演等方法,帮助患者找出其在事件与反应之间的想法,记录患者在不同情境中的问题及其自动思维,从中找出共同特点和规律,从而发掘其背后的潜在假设。

真实性检验

治疗者把患者的信念看成是某种假设,并与其一起对这种假设是否合乎逻辑、是否合乎实际、是否真有道理进行检验和辩论,并鼓励患者对自己的信念进行调查,以验证其正确与否。对患者的信念进行真实性检验,是认知疗法的核心工作,是改变患者歪曲的认知的主要手段。

祛注意

有许多患者认为自己是所有人注意的中心,比如抑郁和焦虑患者往往认为自己的言行均受他人的注视,而使自己处于软弱无助的地位,而祛注意的方法就是为了改变这一不良认知而设立的。祛注意要求患者采取某种行动,如在拥挤的商场中行走,记录自己感到被他人注意的次数等。

监察苦闷或焦虑水平

这也是帮助认识事实的一种手段,但与祛注意要求患者客观地认识外部事实不同,它是让患者认识自身情绪波动的规律。焦虑患者常常认为,其焦虑会一直持续不变地影响其生活,而实际上焦虑的产生到高峰后会慢慢出现消退的过程。这一技术要求患者对其焦虑或苦闷进行自我监测,从而帮助其认识这一规律,增强抵抗焦虑的信心,较好地控制情绪。

　　目前,贝克的认知疗法已经广泛用于情绪抑郁症、酒精中毒、神经性厌食症等病症。另外,认知疗法还适用于治疗焦虑障碍、恐怖障碍、偏头痛、考试焦虑、慢性疼痛、偏执、药物滥用、性功能障碍等病症。

第二章

健康杀手：哪些因素威胁着人们的健康？

一、应激与健康

应激(stress,也称压力)是心理科学中一个重要的概念。美国现代应激理论的代表人物拉扎勒斯(Richard S. Lazarus)把应激定义为人与环境相互作用的产物。如果人认为内外环境的刺激超过自身应对能力及应对资源时,就会产生应激反应。因此,应激是由于内外需求与机体应对资源的不匹配破坏了个体的内稳态所致。

世卫组织官网公布 2016 年全球 5,690 万例死亡中,排前五名的死亡原因分别是缺血性心脏病、中风、慢性阻塞性肺病、下呼吸道感染、阿尔茨海默病和其他痴呆症。相关研究表明,这些疾病都与应激息息关联。

➤ **寻根溯源：应激的源头**

可导致个体产生应激反应的紧张性刺激就是应激源。应激源可能是物理性的，比如不适宜的温度、强烈的噪声、辐射、电击等；可能是生物性的，如病毒、细菌等；可能是心理性的，如情感剥夺、社交恐惧；可能是社会性的，如政策变化、经济变动、工作变化、教育水平的差异；可能是文化性的，如风俗、习惯、生活方式、宗教信仰、语言环境的改变等。这里我们有选择地介绍四种应激源，即环境应激、工作应激、社会应激和技术应激。

◇ 环境应激

噪音： 随着科技进步和社会发展，人们遭受噪音污染的问题日趋严重。建筑工地上刺耳的电钻声、工厂里机器的轰鸣声、马路上车辆的嘈杂声，无时无刻不在撞击着人们的鼓膜。

有实验表明，当声音的强度达到 90 分贝时，人的听觉开始受到损伤；达到 100 分贝时，听觉神经会产生痛感；随着音强的进一步增加，疼痛感也加剧，并且可能对听觉造成永久性伤害，甚至导致听力丧失。另有研究显示，噪音会引起多种疾病，如溃疡、高血压、血管收缩、儿茶酚胺升高等。除此之外，噪音还会对个体的社会行为产生影响。每一个人可能都会有这样的体会：自己在嘈杂的环境中容易感到心烦气躁，这种烦躁会导致一些人做出不理智的决策和行为，甚至增加反社会行为和侵犯行为发生的可能性。

污染： 随着工业化进程的不断推进，环境污染问题逐渐显现。

工厂里冒着浓烟的高大烟囱,马路上排放着尾气的车辆,江河中翻腾的工业污水,每时每刻都与我们在一起。

污染直接威胁着人类和动物的健康。例如,较长时间接触二氧化碳会导致头痛、记忆失调、癫痫、震颤性麻痹及疲劳;饮用了受污染的水(含铅、汞等)以后,会引起贫血病、癌症以及呼吸系统、神经系统疾病等;PM2.5暴露可引起人体应激激素水平显著上升,并促进机体的脂类氧化以及糖类和氨基酸的代谢,进而产生血压升高、炎症反应等现象,危害心血管健康。

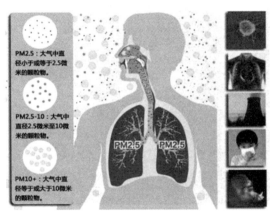

PM2.5 可能导致的疾病

拥挤:中国是世界第一人口大国。20 世纪 80 年代以来,大量农村剩余劳动力涌入城市,城市扩建速度与人口增长速度不成正比。地铁里、公交车上人与人之间的距离前所未有地贴近,几乎超出人的忍受力。

　　拥挤的环境会使人产生一系列的应激反应,如血压升高、皮肤电阻加大、出汗、肾上腺素增加,情绪不安、焦躁、烦闷等,甚至有突发应激性精神病的极端例子。另外,从生物致病因素来说,拥挤情况下既可因人多而杂,空气中混杂各种细菌与病毒;又可因人的热量积累不易发散,造成环境温度升高,有利于细菌与病毒活力增强,这样细菌与病毒便容易侵入人体,造成疾病传播或流行。

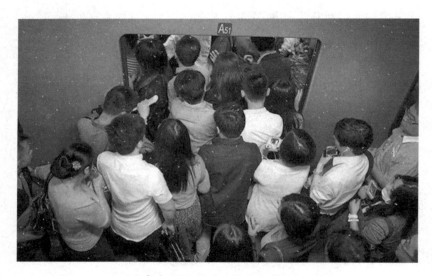

上下班高峰时间,搭乘地铁的乘客一拥而上

　　灾难:灾难包括自然灾害和人为灾害,也就是天灾人祸。2001年9月11日纽约世贸中心南楼被遭到劫持的联航175航班击中发生爆炸,造成将近3,000人丧生,清理工程耗资8亿美元,历时8个多月。2008年5月12日四川汶川县发生里氏8.0级特大地震,截至 2008 年 9 月 25 日 12 时,总共造成 69,227 人死亡,374,643 人受伤,17,923 人失踪。2019 年 10 月澳大利亚爆发森林大火,至少造成了 20 人死亡,1,300 多所房屋被毁。

　　灾难不仅使人的生命财产遭受巨大损失,还给人们带来心理上的巨大创伤。经历了灾难的人们,常常会出现惊恐、焦虑、抑郁、失眠、易激惹、注意力困难等症状,还可出现滥用成瘾物质、攻击、自伤或自杀等行为,被称为"创伤后应激障碍(PTSD)"。以澳大利亚为例,因为频发的自然灾难,"生态焦虑"已经成为一种在澳大利亚社会不断蔓延的心理危机,精神疾病发病率上升,自杀率激增。

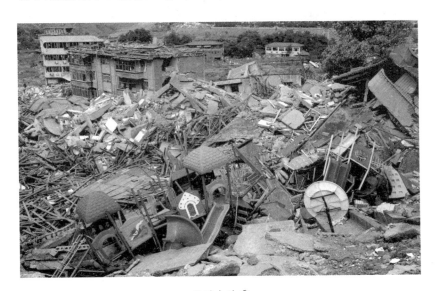

汶川大地震

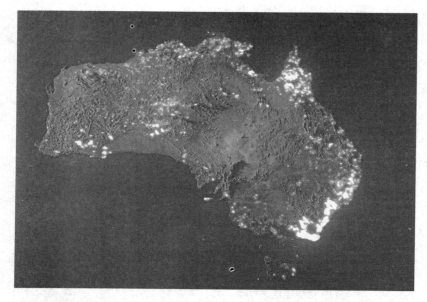

澳大利亚山火

◇ 工作应激

工作应激又称工作压力或职业压力。现代社会中,由于竞争激烈、科技发展迅速、生活节奏加快,每一个工作着的人都感受到不同程度的压力。

对工作应激的研究表明,应激会对个体产生消极影响。研究发现,工作应激可增加个体患生理和心理疾病的概率,这些疾病包括头疼、头晕、心跳过速、高血压、肠胃失调、溃疡、心脏病、癌症、肌肉紧张、睡眠障碍、抑郁、神经衰弱、自杀倾向等。2010 年,相继有 14 名富士康员工选择用跳楼的方式结束自己的生命,给个人、家庭和企业造成了不可挽回的损失。

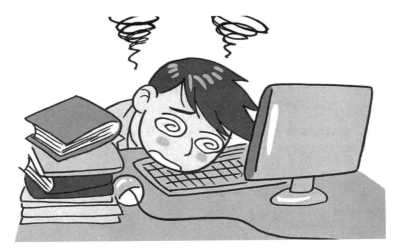

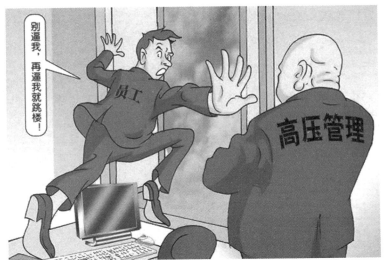

工作压力

小测试　工作压力自测

　　这份测试的目的是评估压力的起因，你不必花很多时间去思考每道问题，只需凭第一感觉尽可能快地答题（1 代表从未，2 代表偶尔，3 代表经常，4 代表不断或几乎每次都是）。

1. 我被委派的工作量多到无法愉快胜任	1 2 3 4
2. 我被指派的工作困难到无法顺利完成	1 2 3 4
3. 工作中的干扰太多	1 2 3 4
4. 我无法确定何时该做何事	1 2 3 4
5. 我在同一个时间被不同的人指派做不同的工作	1 2 3 4
6. 我周围的人使我感到恼怒	1 2 3 4
7. 我担心我的工作无法达到标准	1 2 3 4
8. 危机总是不停出现	1 2 3 4
9. 我的工作量总是不可预测地出现变化	1 2 3 4
10. 我在白天结束时总是感到精疲力竭	1 2 3 4
11. 我对工作感到厌倦	1 2 3 4
12. 我的工作过于简单	1 2 3 4
13. 我对物质条件、噪音感到厌烦	1 2 3 4
14. 我的工作似乎无关紧要，而且要求不高	1 2 3 4
15. 流言蜚语或暗箭伤人的情形实在太多了	1 2 3 4
16. 我周围的人太缺乏幽默感了	1 2 3 4
17. 我的工作量不足以使我保持忙碌	1 2 3 4

18. 我期望发生一些令人兴奋的事情   1 2 3 4

19. 我周围的人全都令人厌烦   1 2 3 4

20. 我的工作不断重复而且单调乏味   1 2 3 4

前 10 题的分数加起来得到你的 P 分,后 10 题的分数加起来得到你的 T 分。二者可以勾勒出你工作中固有的压力。简言之,工作量过少或者过多都可以造成你的压力。

P 和 T 分都小于等于 23 分:你能工作得很愉快,且不受压力苦恼;

P 分高于 23 分:和大多数人一样,你的工作有压力;

T 分高于 23 分:你的工作倾向于枯燥乏味,而且你有可能感觉未获重用,或者感到不满;

P 和 T 分都高于等于 29 分:你目前可能觉得工作压力让你喘不过气来。

◇ 社会应激

应激理论认为,社会环境发生变化会形成应激,因为这些变化需要机体动员心理资源做出心理适应。在变化的情境下,个体会觉得受到某种程度或种类的威胁,需要付出额外的精力以保持身心平衡。社会应激可以是因为性别、年龄、文化水平引起的应激,也可以是国家体制或政策的变化、经济的变革等引起的应激。

比如,社会的转型意味着社会体制发生重大的变化,毫无疑问会对社会成员构成强烈的心理应激。东欧在社会转型期青壮年死亡率急剧上升,30～49岁男性的死亡率,俄罗斯提高了70％～80％,乌克兰提高了30％～50％,保加利亚、匈牙利和罗马尼亚提高了10％～20％;同一年龄段女性死亡率,俄罗斯提高了30％～60％,乌克兰提高了20％～30％,保加利亚、匈牙利和罗马尼亚提高了8％～15％。

➢ **给应激把脉:应激的评估**

◇ 生理评估

应激往往会引起人体生理指标的变化和生物化学反应。生理指标包括血压、心跳、呼吸、皮肤电等,目前已经有精确而且便携式的仪器可以单独或综合测查这些指标,比如生物反馈仪。而生化反应包括肾上腺分泌的激素量变化,研究者可以通过测量糖皮质固醇和儿茶酚胺的量来评估应激。

这种生理评估的方法具有直接、客观、可靠、易量化等优点。但这种测查本身对个体来说就可能成为一个应激源。

◇ 生活中的巨硕:生活事件评估

从20世纪50年代晚期到60年代早期,研究者开发出许多测量应激的自陈式评估工具。其中最常用的是美国华盛顿大学医院精神病学家霍姆斯(Thomas H. Holmes)和拉赫(Richard Rahe)1967年开发的社会再适应评估量表(SRRS)。该量表列出了43项生活事件,赋予每个事件一个数值以反映其压力程度,并按应激大小依次排列。被试需要从中挑出他们在最近 6～24 个月中曾经经历过的事件，并将这些事件的分数相加，所得总分即每个人的压力得分。霍姆斯和拉赫在一组研究中发现这一分数与个体 10 年内的重大健康变化有关。

社会再适应评定量表（SRRS）

生活事件	平均值	生活事件	平均值
1. 配偶死亡	100	16. 经济状态的变化	38
2. 离婚	73	17. 好友丧亡	37
3. 夫妇分居	65	18. 改行	36
4. 坐牢	63	19. 夫妻多次吵架	35
5. 亲密家庭成员丧亡	63	20. 中等负债	31
6. 个人受伤或患病	53	21. 取消赎回抵押品	30
7. 结婚	50	22. 所担负工作责任方面的变化	29
8. 被解雇	47	23. 子女离家	29
9. 复婚	45	24. 姻亲纠纷	29
10. 退休	45	25. 个人取得显著成就	28
11. 家庭成员健康变化	44	26. 配偶参加或停止工作	26
12. 妊娠	40	27. 入学或毕业	26
13. 性功能障碍	39	28. 生活条件变化	25
14. 增加新的家庭成员（如出生、过继、老人迁入）	39	29. 个人习惯的改变（如衣着、习俗、交际等）	24
15. 业务上的调整	39	30. 与上级矛盾	23

（续表）

生活事件	平均值	生活事件	平均值
31. 工作时间或条件的变化	20	38. 睡眠习惯的改变	16
32. 迁居	20	39. 生活在一起的家庭人数变化	15
33. 转学	20	40. 饮食习惯变异	15
34. 消遣娱乐的变化	19	41. 休假	13
35. 宗教活动的变化（远多于或少于正常）	19	42. 圣诞节	12
36. 社会活动的变化	18	43. 微小的违法行为（如违章过马路）	11
37. 少量负债	17		

霍姆斯等提出,若一年不超过 150 分,来年可能是平安的;若在 150 分到 300 分之间,则来年有 50％的可能性患病;若一年累计超过 300 分,则预示今后 2 年内将有重大疾病;若超过 300 分,来年患病的可能性达 70％。1976 年霍姆斯等报道,从回顾性和前瞻性调查发现,心脏病猝死、心肌梗死、结核病、白血病、糖尿病、多发性硬化等与压力总分升高有明显关系。

SRRS 的优点在于它的项目确实涵盖了大多数压力事件,且每个事件的数值都是经过大量成人样本的评估而得。但是,该量表似乎没有考虑这些生活事件对每个人的意义或冲击是不一样的,而且没有区分人们想要的和不想要的事件。比如无论经济状况变好或是变坏,得分都是相同的。这些都降低了该量表的精确度。但总体而言,SRRS 被公认为评定生活事件的有效工具。

➤ 哪些因素影响着个体对应激程度的评估?

为什么不同的人会对同样的应激事件有不同的反应? 并且有时候同一个人在不同时间经历同样的应激事件也会有不同的结果呢?

应激源的存在是产生应激的必要条件,但有了应激源之后不一定都会产生负性的应激反应,还有一些其他中介变量在起作用。这些中介变量主要包括社会支持、控制感、个性特征、个体的认知评价、行为模式等。

◇ 社会支持

社会支持是个体知觉或接收到他人从精神、物质、信息等各方面的多种支持。社会支持可以来自家人、亲戚、朋友、同事,或者社会团体;其内容可以是情绪的支持、尊重的支持、实质的或工具性的支持、信息的支持、网络的支持等。拥有社会支持的人相信他们是被爱、被关心、被尊重和有价值的。

研究发现人们有一种倾向,即当处于应激事件中时,总是要向他人寻求支持和安慰。如果这时缺乏外界的支持,个体对应激强度的体验会增加,承受力降低。郭磊等(2020)研究在重大疫情下社会支持对公众应激和负性情绪的影响时,发现对于出现急性应激障碍的个体而言,更好的社会支持可以有效缓解其焦虑、抑郁情绪。

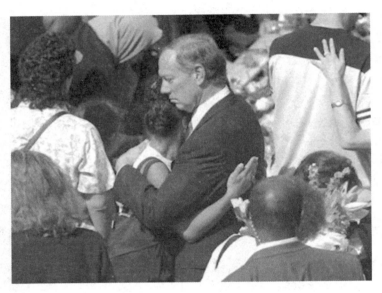

"9·11事件"后，人们互相安慰

◇ 控制感

有时候，真正对人构成威胁的不是应激事件本身，而是人们认为事件的"不可预知性"和"不可控性"。一般认为一件不可控制或不可预见的事情对人的威胁最大，而反复出现、事先已有预料或已做好了应对准备时，应激效应较小。心理学家曾对两组接受手术的患者做实验。对其中一组在术前说明手术的过程及后果，使患者对手术有所了解和准备；另一组不做特别介绍，患者对手术一无所知。结果手术后有准备组比无准备组使用更少的止痛药，且平均提前三天出院。

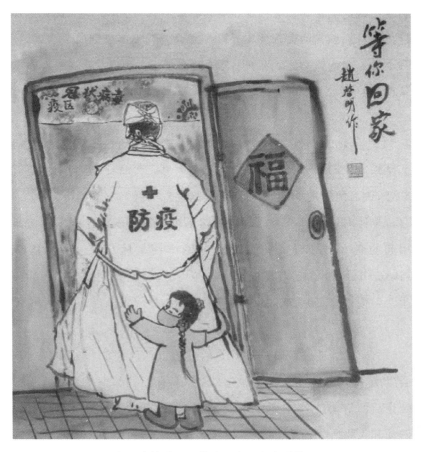

新冠疫情漫画：《等你回家》（赵启明作）

控制感包括对控制的信念以及自我效能感。

控制的信念分为内在控制观和外在控制观两种。相信能控制自己成败的人称为拥有内在控制观;而相信自己的生活掌握在如运气之类外在因素的人则属于外在控制观。有很多早期研究表明,持外在控制观的人会感到无助,无法避免消极的结果,最终放弃追求他们的目标。

自我效能感是指人们对自己能否完成某项特定任务或应付某种情景的自我判断。它会影响个体对应激事件的控制感,因而对应激结果产生影响。高级自我效能感的人思维更敏捷,遇到困难更有韧性,负面情绪较少,更善于解决问题,身心更健康。

个体对应激源是否具有控制感是极为重要的。控制感在应激引起的免疫功能的变化中起重要作用。林(Lin)和彼得森(Peterson)(1990)研究发现缺少自控感的人,比有较强自控感的人生活习惯差,容易患病,且较不会主动积极地寻求治疗。

◇ 性格

有研究表明坚毅(hardiness)的性格可以区分哪些人在压力下会生病,而哪些人不会。坚毅包括三个特征:控制,即认为自己能影响生活的信念,也就是前面提到的控制感;承诺,即对生活的事件、活动和人物所感到的目的性,拒绝放弃;挑战,即将改变视为成长的机会,而非对安全的威胁。

另外一些研究也提出了类似的可保护人们免受应激事件影响的其他性格特质。如一致感,即个体将世界视为可理解的、可控制的、有意义的；韧性，即那些虽然自幼成长在艰难的环境中，但仍然发展为有能力、适应良好的品质；等等。

关于坚毅的性格如何影响健康的机制问题，有的观点认为，坚毅的人能更好处理压力情境；还有的观点认为，坚毅的人更能吸引或寻求社会支持。

◇　认知

认知评估在增加应激感和缓解应激中有着重要作用。同样的应激情境对有些人来说重如泰山，而对另一些人则轻如鸿毛，这也与认知因素有关。

当一个人面对应激事件时，在没有任何实际的应激反应之前会先辨认和评估应激事件。如果把应激事件的威胁性估计过大，对自己应对的能力估计过低，那么应激反应也必然过于强烈。正如古希腊哲学家伊壁鸠鲁说的，"人类不是被问题本身所困扰，而是被他们对问题的看法所困扰"。

◇　行为模式

心脏病学家弗里德曼（Meyer Friedman）和罗森曼（Ray Rosenman）在 20 世纪 50 年代意外发现了 A 型行为模式。他们原本要研究患有心脏疾病的男性与他们的太太在胆固醇摄取量上的差异，结果有一位太太说："如果你真想知道我们的先生为什么会得心脏病，我告诉你，那就是压力，他们在工作上的压力，都是压力惹的祸！"于是，两位专家把研究重点转向寻找与心脏病患者背景相似的健康人在压力及相关行为特征上的差异。结果发现在行为及情绪形态上，心脏病患者比健康者更倾向于表现出 A 型行为模式。

A 型行为模式的人表现为个性强、过分的抱负、强烈的竞争意识、固执、好争辩、说话带有挑衅性、急躁、紧张、好冲动、大声说话、做事快、走路快、说话快、总是匆匆忙忙、富含敌意、具有攻击性等。A 型行为模式的人对应激事件的反应，无论在心理、行为和生理上都比较快和强，常常把应激源解释为对个人控制的威胁。也有人把 A 型行为的特征概括为 AIAI 反应，即：恼火（aggravation）、激动（irritation）、发怒（anger）、不耐烦（impatience）。

与之相对应的 B 型行为模式则表现为安宁、松弛、随遇而安、顺从、沉默、声音低、节奏慢等。

另外，还有一种 C 型行为模式，也被称为癌症行为模式，表现为因不善于宣泄和表达焦虑、抑郁、愤怒等负面情绪而过分克制自己，表现出一系列退缩行为，如屈从于权势，回避矛盾，姑息迁就，忍耐、谦让、宽容、依顺、合作性强，为取悦他人或怕得罪人而放弃自己的需要等。那些常常因为无力应付生活压力而感到绝望和孤立无援的人，其癌症的发生率可高出常人 3 倍以上。

> ➤ 应激给我们带来什么？

◇ 应激与行为

应激会通过改变行为来影响人类健康。大量研究表明，吸烟、酗酒、自杀和反社会等不良行为与应激有着密切的关系。高应激情境下，人们增进健康的行为会减少，而尼古丁、酒精以及毒品的摄入量会增加，因此更增加了人们遭受疾病和伤害的风险。

物质滥用机制研究表明应激是物质滥用最有力的预测变量，经历更多日常生活压力事件的患者更倾向出现体验成瘾行为的行动。一项关于不同生活压力事件发生率对鸦片成瘾行为是否有影响的比较研究发现，在两年时间里，鸦片成瘾患者比正常群体经受更多诸如亲人疾病与死亡、家庭问题、法律问题、职业问题以及其他个人问题等生活压力事件。

◇ 应激与心理

应激可引起负面的情绪反应。应激状态产生的心理反应首先表现为相伴的一系列情绪体验，如愤怒、焦虑、恐惧、嫉妒、内疚、抑郁、悲伤、绝望等，从而对人产生消极影响。其次，应激状态所造成的心理失衡会干扰心智功能的正常发挥，容易形成思维紊乱，导致应激性障碍、适应性障碍及记忆力下降等问题。

斯坦福大学的一项研究表明，对于任何年龄段的人群，应激都会引起轻度的认知问题，这一问题在阿尔茨海默氏病（早期老年痴呆症）中可以看到，即健忘、无法集中精力以及行为功能失调。尽管没有证据证明应激更易使人得这种病，但是应激会明显加重病情。

◇ 应激与生理

应激状态的生理反应主要表现为引起植物神经系统、内分泌系统和免疫系统的变化。

神经生物学研究数据表明,应激和消极情绪会对前额叶的儿茶酚胺调制环路产生消极影响,从而损害执行功能的抑制过程。

在应激状态下,植物神经系统中交感神经活动增强,动员机体潜能立即采取行动应付紧张刺激。这一方面会促使心血管系统机能迅速变化,血液循环加快,另一方面会促使肾上腺髓质分泌儿茶酚胺来增强代谢过程。此时,心跳加快、脾脏收缩,肝脏释放糖原为葡萄糖,皮肤和内脏血管收缩,使肌肉和大脑有充分的血液供应,呼吸加深,支气管扩张,加快了血氧置换的速度,血凝速度加快,使危急情况下减少出血。若个体长期、持续的处于应激状态就可能引起心血管疾病、呼吸道和消化道疾病。

另一方面,在应激状态下,神经内分泌系统的活动也会发生变化。除肾上腺髓质系统的作用外,肾上腺皮质系统分泌的糖皮质激素和盐皮质激素,也参与应激反应。它们为应付紧急状态,升高血糖、储备能量并调节盐和水的代谢。同时,在应激状态下,甲状腺素、生长素以及性腺激素等也会发生相应变化。因此,长期持续的应激状态会导致神经内分泌系统的紊乱,引发糖尿病、肥胖症、不孕等问题。

此外,应激对免疫功能也会产生广泛的影响。目前认为,机体保持平衡,主要依赖于中枢神经系统(CNS)、神经内分泌系统(NES)和免疫系统(IMS)的相互调节和制约。作为外环境刺激的主要控制、解释和聚合部位的免疫系统,可通过下丘脑—垂体—靶腺轴影响神经内分泌系统;而神经内分泌系统的一些激素(如促肾上腺皮质激素释放因子)可促使淋巴细胞释放具有免疫活性的免疫介质,影响细胞免疫和体液免疫应答。此外,植物神经系统通过分布在免疫器官的神经纤维,也可影响淋巴细胞的生长和释放。长期持续的应激可引起感冒、过敏、风湿性关节炎、多发性硬化症、狼疮、癌症等疾病。

➤ 应激应对

应对(coping)的界定至今尚未达成一致看法。王淑敏、李雪(2004)把应对的定义归纳为五层意思:(1)应对是尝试解决特定压力问题或感受,但未必能最终解决或消除;(2)应对是个体面对压力时的一切情绪性、认知性和行为性的活动;(3)应对是一个随着时间和情境不断发生变化的动态过程;(4)应对受压力情境本身特点的影响,同时也依赖于个体的生理、认知、社会和情绪的发展水平和认识评价;(5)应对是个体有意识地认知评价内外环境压力和自身应对资源,有意识地选择和应用应对策略的过程。由此可见,应对不是孤立存在的,它处在应激与适应的中介位置。

人们会采取各种不同的方式来应付应激,包括直接行动、寻找信息、认命、接受事实、情绪调适、否认、压抑等。这些方法中有些是增加个体面对问题的注意力,有些则促使个体逃避问题。

应对方式会受到个体的年龄、性别、遗传素质、人格特质等稳定因素,以及应激程度、可控程度、情境的可变性、个体对情境的主观理解及评价等情境因素影响。因此,没有一种最好的应对方法,也没有单一的方法可以有效应对所有应激。

> **面对应激,我们还能做些什么?**

社会支持、控制感、个性特征、个体的认知评价、行为模式这些因素作为应激的中介变量影响个体对应激事件的评估。同样的,在个体感受到应激以后,这些因素也可以帮助个体降低对应激程度的评估,缓解其因为应激所带来的紧张、焦虑等消极体验。个体可以借由参与社交、特殊团体等活动而建立或修复自己的社会支持体系;可以通过付出和承担责任而提升自我控制感和坚韧度;可以用更好的方式来管理他们的生活,如时间管理、保持良好的生活习惯,从而改善自己不良的行为模式。

有时,人们所学习的简单的应对技巧在处理强烈的、前所未有的、残酷的应激时并不适用。因此,专业人士可以通过一些技术来帮助人们有效地缓解应激的困扰。这些技术包括:

• 药物取向的治疗,如使用一些抗焦虑药。这种方法通常被认为只具有短暂的效果,在紧急关头时最有效。

• 行为及认知取向的治疗:如系统脱敏法、肌肉放松法、生物反馈、示范、认知重组等。这些方法主要把焦点集中在行为或者认知历程上,在实践中的效果较好。

• 多重模式取向:治疗者通常会发现,来寻求治疗的人,他们的问题常常是多维度、多层次的。所以仅用一种疗法是有局限的,最有效的方法是涵盖各种取向的方法，这里包括安慰剂、催眠、放松训练、认知疗法、家庭疗法等。

小测试　你的应激过度么？

从科学的角度来看，适度的应激对工作生活有利，也对健康有利，只是心理应激的度不好掌握。心理应激到底在什么情况下就是过度了呢？如果你经常处于下列情绪中，那么你面对的压力可能已经超过了可承受的限度：

- 当你经常有放声大哭的冲动时；
- 当你面对一些不知如何处理的情况而表现出神经质时；
- 你很难集中精神，若短时间内需要做出决定时，你会不知所措；
- 你往往为了别人的一句话，或者微不足道的一件事情大发雷霆，觉得受到伤害；
- 有时你会觉得身旁的人对你虎视眈眈，自己的言谈举止也都在被监视中；
- 你时常在吃东西，尽管你并不觉得饥饿；
- 你习惯于用烟和酒来缓解紧张的情绪，否则心情久久不能平静下来；
- 有很长一段时间你没有酣睡的经历，晚上不是失眠就是时常惊醒；
- 你对性生活失去兴趣，觉得身心疲惫；

• 你凡事都习惯往坏处着想,对别人缺乏信心,认为人人都是自私自利的。

二、吸烟:召唤疾病的行为

➤ 烟:7 厘米的毒棒

中国有句话,叫作"饭后一支烟,赛过活神仙"。

但殊不知,香烟的烟雾是 A 级致癌物! 研究显示,一支烟燃着后可形成 2 升的烟雾,可以在空气中徘徊长达 5 个小时。烟雾中约有 7,000 多种已知的化学物质,如一氧化碳、氢氰酸、氨气、尼古丁、多环芳香羟、苯并芘及 β-萘胺等,其中至少 250 种已知有害,且至少有 69 种已知可致癌。

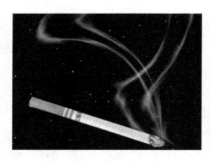

吸烟有害健康

据世界卫生组织的调查显示,烟草导致其多达半数使用者死亡。此外,二手烟的危害也不容小觑。烟草每年夺去全世界 800 多万人的生命,其中有大约 120 万人是接触二手烟雾的非吸烟者。

但是,由于吸烟对人体的危害是一个缓慢的过程,需要经过较长时间才能显示出来,加之尼古丁又有成瘾作用,所以吸烟者很难意识到吸烟的危害性并成功戒烟。2015 年在中国进行的全球成人烟草调查显示,只有 26.6％的中国成年人相信吸烟会导致肺癌、心脏病和中风。

➤ 吸烟:后患无穷

◇ 吸烟与癌症

吸烟致癌已经得到世界的公认。

肺癌

大量资料表明,长期大量吸烟与肺癌的发生有非常密切的关系。香烟中不少化学物质既可以是致癌的启动剂,又可以是致癌的促进剂。另外,吸烟可降低自然杀伤细胞的活性,从而削弱机体对肿瘤细胞生长的监视、杀伤和清除功能。已有的研究证明:长期大量吸烟者患肺癌的概率是不吸烟者的 10～20 倍,开始吸烟的年龄越小,患肺癌的概率越高。

正是基于这种认识,近年来,各国陆续开展戒烟运动,并收到了明显的效果。

在我国,近年来肺癌的发病率和死亡率呈明显上升趋势。《2015 年中国恶性肿瘤流行情况分析》显示,我国肺癌发病例达 78.7 万,死亡病例达 63.1 万,均位居中国恶性肿瘤的首位。早期肺癌多无明显症状,临床上多数患者出现症状就诊时已属晚期,晚期肺癌整体五年生存率不高。

其他癌症

吸烟者喉癌发病率比不吸烟者高十几倍,膀胱癌发病率高 3 倍,这可能与烟雾中的 β-萘胺有关。此外,吸烟与唇癌、舌癌、口腔癌、食道癌、胃癌、结肠癌、胰腺癌、肾癌和子宫颈癌的发生都有一定关系。临床研究和动物实验表明,烟雾中的致癌物质还能通过胎盘影响胎儿,致使其子代的癌症发病率显著增高。

小知识 黑肺现象令吸烟人心惊 吸烟多久会出现"黑肺"

每吸一支烟会吸入几十亿个颗粒,其中含有焦油、尼古丁、氨、苯等致癌物。烟焦油、尼古丁、过滤嘴纤维等物质会附着在肺泡表面,并粘连在肺脏纤毛上,使纤毛变细,变得僵硬,倒伏于肺表。十年以上烟龄者,其肺脏内的烟焦油沉积物可达 3 微米,如同老式住宅的排烟道内壁,在肉眼下即可看到肺脏已经呈乌黑色,即所谓的"黑肺"!

"黑肺"离癌变还有多远?

肺病专家对"黑肺"的说法是:黑肺已经是肺部的病变! 只是由于人的肺部神经分布极其稀少,导致肺部即使发生严重病变,多数吸烟人也很难觉察到,这也是许多吸烟人一旦发现肺部疾病,就是晚期的原因。吸烟人的肺一旦出现黑肺现象,那么他的肺、气管、呼吸道都将有明显的变异反应,并可能导致肺癌的发生!

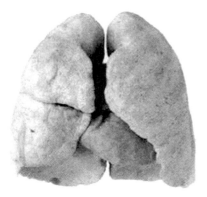
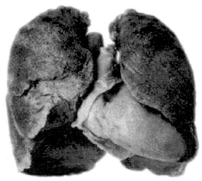

健康者的肺　　　　　　　　　　　吸烟者的肺

吸烟人如何判断自己的肺脏是"黑肺"?

研究发现,当吸烟人肺部发生病变时,人会感觉到胸闷、气短、上下楼要喘粗气,并时常伴有咳嗽、气管炎、支气管炎、咽炎等症状。而当吸烟人每天早晨起床出现痰多或吸烟后痰多、干呕,且痰为黄色、黑色甚至是褐色时,则表明其肺脏已经是"黑肺",此时如果不及时减烟、戒烟,严重的病变是早晚的事。

◇ 吸烟与心脑血管疾病

许多研究认为,吸烟是许多心脑血管疾病的主要危险因素之一。

尼古丁可以刺激植物神经系统,引起肾上腺素分泌增加,使心跳加快、血管痉挛、血压升高,同时还可以损伤血管内皮细胞,使血清降低,血液中的游离脂肪酸和胆固醇含量增高,从而加速动脉硬化的发生和发展,引起周围血管及冠状动脉收缩、管腔狭窄,管壁增厚且粗糙不平,血流量明显减少,重者可引起闭塞。

吸烟者的冠心病、高血压病、脑血管病及周围血管病的发病率均显著高于不吸烟的人。统计资料表明:冠心病和高血压病患者中75％有吸烟史;冠心病发病率吸烟者比不吸烟者高 3.5 倍,死亡率高 6 倍;心肌梗死发病率吸烟者比不吸烟者高 2～6 倍,病理解剖发现,冠状动脉粥样硬化病变前者较后者广泛而严重;吸烟者发生中风的危险是不吸烟者的 2～3.5 倍;如果吸烟和高血压同时存在,中风的危险性就会升高近 20 倍;吸烟会增加心脏病患者心脏病突发而暴毙的概率;吸烟可引起慢性阻塞性肺病(简称 COPD),最终导致肺源性心脏病。

◇ 吸烟与消化道疾病

吸烟可引起胃酸分泌增加,并能抑制胰腺分泌碳酸氢钠,致使十二指肠酸负荷增加,诱发溃疡。烟草中烟碱可使幽门括约肌张力降低,使胆汁易于返流,从而削弱胃、十二指肠黏膜的防御因子,促使慢性炎症及溃疡发生,并使原有溃疡延迟愈合。此外,吸烟可降低食管下括约肌的张力,易造成反流性食管炎。

据统计,吸烟者胃和十二指肠溃疡病的发生率是不吸烟者的2～3 倍。此外,吸烟可以引起味觉异常、食欲不佳、恶心或呕吐、腹泻或便秘等胃肠道功能紊乱。

◇　吸烟与呼吸道疾病

吸烟是慢性支气管炎、肺气肿和慢性气道阻塞的主要诱因之一。

正常呼吸道黏膜内有浆液腺和黏液腺，上皮中有杯状细胞，它们的分泌物能使黏膜经常保持湿润，对吸入的气体起到加温、湿化的作用。当尘埃和微生物进入呼吸道时，上皮细胞的纤毛会将这些外来物推移到咽部。吸烟时，在烟尘和有毒物质的刺激下，浆液腺、黏液腺和杯状细胞分泌物骤增，同时纤毛活动受到限制，进而呼吸道的黏膜组织遭到损害。这时，如有微生物侵入便可以继发感染。

有研究者用狗做了一项实验，接触大量的烟尘可引起肺气肿性改变。据有关统计，在慢性气管炎患者中，有 90% 的人与吸烟有密切的关系；吸烟者患慢性气管炎的概率较不吸烟者高 2～4 倍，且与吸烟量和吸烟年限成正比。患者往往有慢性咳嗽、咯痰和活动时呼吸困难等生理症状，且肺功能检查显示呼吸道阻塞，肺顺应性、通气功能和弥散功能降低及动脉血氧分压下降。即使年轻的无症状的吸烟者也有轻度肺功能减退。

◇　吸烟与神经系统

香烟中的尼古丁吸入人体后，可以刺激植物神经系统，引起血管痉挛，影响大脑皮层的神经活动。

有人对吸烟者和不吸烟者的睡眠进行对比研究，发现吸烟者上床到入睡的时间比不吸烟者多 18.8 分钟；戒烟后 5 天，夜间醒来的时间平均比原来减少了 45 分钟。

另一项研究表明,长期吸烟,可以使人注意力的稳定性受到影响,并且影响人的智力(包括记忆力、想象力、辨认能力等),从而降低工作和学习效率。

此外,吸烟还可使人反应迟钝、双手不稳定、动作不准确、听觉敏感性降低、视力下降等。对运动员进行测试,发现运动员吸烟后的速度、耐力和灵敏性都降低了,而且要求高度准确的动作也受影响,如篮球运动员投篮命中率降低了 14%。这些科学实验都提示,吸烟对神经系统具有明显的干扰。

◇ 吸烟与男性

尼古丁有降低性激素分泌和杀伤精子的作用,使精子数量减少、形态异常、活力下降,从而导致受孕机会减少。吸烟还可造成睾丸功能的损伤、男子性功能减退和性功能障碍,导致男性不育症。

新加坡国立大学一个医疗研究小组将 240 名有正常生殖能力的男子及 218 名不育男性的精子样本比较后发觉:精子数量低于平均水平的吸烟男子,较非吸烟男子的不育机会高出 6 倍;精子数量正常的吸烟男性,比精子数量相若的非吸烟男士不育的机会高 16%。换句话说,吸烟不但使精子数量减少,而且会减弱精子的活动能力。

◇ 吸烟与女性

吸烟对女性的危害更甚于男性,吸烟可引起女性月经紊乱、受孕困难、宫外孕、雌激素低下、骨质疏松以及更年期提前。吸烟女性死于乳腺癌的比率比不吸烟女性高 25%。

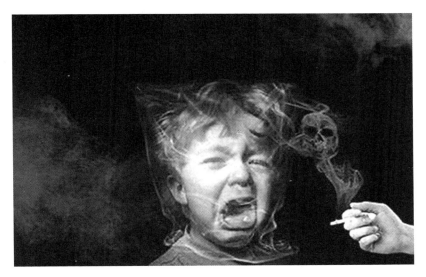

吸烟与孩子

　　另外,吸烟会加速女性的老化。日本爱知县癌症研究中心主任富勇佑民经过研究认为:"平均起来,吸烟的女性要比一般人早老化五年。"

　　女性吸烟,不但会危害到自己,还会危及她的孩子。烟雾中的一氧化碳等有害物质会进入胎儿血液,形成碳氧血红蛋白,造成缺氧;同时尼古丁又使血管收缩,减少胎儿的血液及营养供应,影响胎儿的正常生长发育。

　　许多研究表明,吸烟母亲所生的孩子,患先天性心脏病的比率是不吸烟母亲所生孩子的1.5倍。其他的研究发现,新生儿的死亡率与母亲吸烟有明显的关系,流产、早产、胎盘早剥、死胎、前置胎盘、胎膜早破、胎儿窘迫等,与母亲吸烟也都直接有关。而且,吸烟女性的后代出生后容易患肺炎和幼儿突然死亡综合征。

有人曾对 17,000 名 11 岁的儿童进行调查,发现吸烟母亲所生的孩子,其阅读和数学计算等能力都比较差,而且落后的程度与其母亲的吸烟量成正比。此外,吸烟孕妇所生子女更易染上烟瘾。

小知识 香烟的主要成分

1. 尼古丁:又称烟碱,是主要的成瘾源,它可以引起各种胃病;血压升高、心跳加快甚至心律不齐并诱发心脏病;损害支气管黏膜,引起气管炎;毒害脑细胞,引起中枢神经系统病状;促进癌细胞的形成等。

2. 烟焦油:含有多种致癌物质和促癌物。

3. 有害金属:可以引起哮喘、肺气肿、骨骼脱钙、杀死精子等。

4. 砒霜:剧毒。

5. DDT:毒素,农药中的成分。

以上只是主要成分,还有很多致癌物质、促癌物质、放射性物质、一氧化碳等。比如,烟草中含有砷、镉和具有放射性的钋。每天吸烟者的支气管每年受到的射线的辐射量,相当于 300 次 X 射线胸透的辐射总量。

> ➤ 人们为何染指"毒棒"？

◇ 吸烟的遗传因素

美国弗吉尼亚英联邦大学进行的一项研究显示，吸烟成瘾主要是由于生物遗传基因。研究人员分析了 778 对孪生儿的习性，他们当中有些一起长大，有些早在孩提时就分开生活。结果发现，影响人们倾向嗜烟的有三个因素，其中六成基于遗传基因。研究人员指出，一些基因可能使香烟中的尼古丁变得更容易令人上瘾或感到愉快，其他基因则具备一种使人容易接受吸烟的特性。其他的一些国内外研究也得出同样的结论：吸烟的开始与维持受遗传的影响。有些研究者估计遗传因素对于启动吸烟来说大约占 47％～76％，对于持续吸烟来说占 62％。

◇ 吸烟的心理因素

近年来，国外一些研究者开始强调青少年的个性特征对青少年吸烟行为的影响。他们发现，有吸烟行为的青少年具有反抗性强、倾向于寻求刺激和冒险、较为冲动、倾向于外控等个性特征。进一步研究发现，个体的个性因素不仅对青少年吸烟行为有直接的影响，而且还具有间接作用。布鲁克（Brook）等人发现，青少年的个性特征决定了他们选择什么样的同伴及同伴团体，这种同伴及同伴团体继而影响青少年的吸烟行为。

林丹华、方晓义（2003）对北京市一所普通中学和一所重点中学的 1,042 名初一至高三学生进行问卷调查，让被试自我报告他们的个性特点。结果表明吸烟和不吸烟的青少年在遵从动机、自我效能感上存在显著差异，吸烟的青少年表现出更高的遵从动机和更低的自我效能感。

◇ 吸烟的社会因素

根据社会学习理论的观点，周围环境的榜样示范作用（吸烟行为）和强化作用（态度）是影响青少年吸烟的主要因素。林丹华等（2000）的研究发现，各种社会因素对青少年吸烟行为的影响大小依次为：最要好同伴吸烟行为、父亲吸烟行为、学校周围广告、母亲和学校对吸烟的态度。

美国的一项纵贯研究结果表明，儿童通常在长到 8 岁左右时有尝试吸烟的冲动，而那些当着孩子面吸烟的家长会使孩子不知不觉地误将家长的吸烟习性当作一种楷模来效仿。那些一直生活在家长的烟云中的儿童与那些在小学三年级前家长就开始戒烟的儿童比较，前者在长大成人后养成吸烟习惯的概率要高 39%。

众多研究发现，同伴的吸烟行为和态度是青少年吸烟行为最有效的预测因素，同伴吸烟的青少年比同伴不吸烟的青少年更可能吸烟，同伴对吸烟持宽容、赞成态度的青少年比同伴对吸烟持反对态度的青少年更可能吸烟。

另外，大众媒体对青少年的吸烟行为也产生着影响。比如万宝路香烟广告中那英俊潇洒的牛仔让众多男孩深信抽烟代表着潇洒、代表着"酷"，不抽烟的人称不上是男人，也不能吸引异性。

➤ 甩掉尾随而来的疾病:戒烟

常常有烟民有这样的说法:"我抽烟抽了很多年了,如果戒烟,我的身体一定受不了,比不戒还不好!"更有甚者说:"你看老李,以前抽烟的时候身体好好的,后来一戒烟就得癌症了,烟戒不得!"

但事实上,这种观点是非常错误的。吸烟的危害有一定的"隐蔽性",同样的,戒烟的好处也是慢慢显现出来的。对戒烟的追踪随访表明,戒烟 5 年后,肺癌发病率开始下降,15 年后,与不吸烟者发病率相仿。

美国密歇根大学的研究者对 90 万人进行了研究,发现 40 岁以前戒烟的,其患肺癌的风险远远低于 40 岁以后戒烟的。而且,40 岁以前戒烟者在戒烟 20 年后,与 55 岁以后才戒烟的同龄人相比,其肺癌死亡率只有后者的一半。该研究负责人哈尔彭教授说:"年龄越小,机体越能有效地修复因吸烟引起的损害,而戒烟越早,机体需要的修复时间越短,损害越小。所以说,戒烟越早,获益越大。"

但即使年过 50 岁才戒烟,其肺癌死亡率与同龄的继续吸烟者比较,还会减少 1/3~1/2 左右。总之,戒烟有百利而无一害,就像老话说的,亡羊补牢,未为晚也。

戒烟 8 小时后	血液的氧合作用恢复正常 患心肌梗死的风险开始降低
24 小时后	一氧化碳被排出体外 口气清新 肺开始排泄黏液和焦油 患呼吸道感染、支气管炎和大叶性肺炎的风险开始降低
48 小时后	血液中不再检测出尼古丁
1 周后	味觉、嗅觉得以改善
3～9 个月后	呼吸得以改善(咳嗽少、不气喘) 肺功能提高 5%～10%
1 年后	患心脏病(如心肌梗塞)的风险减半
5 年后	患脑中风的风险减半 患口腔癌、食道癌、膀胱癌的风险减半
10 年后	患肺癌的风险减半 患脑血管突发事件的风险恢复到与未吸烟者持平
15 年后	患心脏病(如心肌梗塞)的风险与未吸烟者持平 死亡率(所有原因导致的)几乎与从未吸烟者持平

(摘自烟草中国网《15 个帮你戒烟的经典趣招》)

戒烟可以采取的方法有很多。很多人采用自主戒烟的方式取得了很好的成果。相关的一些方法有：

- 减少吸烟频率、降低香烟的焦油含量
- 消除紧张情绪,学会放松、缓解压力
- 寻找替代办法,比如刷牙、嚼口香糖等
- 少参加聚会,多和不抽烟的人在一起
- 游泳、踢球和洗蒸汽浴,提高情绪,冲淡烟瘾

- 转移注意力,给自己安排丰富多彩的业余生活

- 创造良好的工作环境,减少香烟的诱惑源

- 注意饮食,喝不含酒精的饮料,吃低脂肪的食物,等等

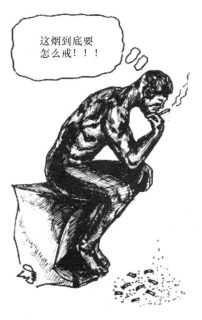

这烟到底要怎么戒!!!

另外,对于一些"老烟枪",还可以进行药物治疗或心理干预。药物治疗包括尼古丁口香糖、尼古丁贴片、尼古丁吸入器、针灸疗法等。其中前三者主要是替代性的治疗方法。心理干预则包括催眠疗法、认知疗法、行为疗法(如系统脱敏治疗、厌恶疗法等)、团队治疗等。

但是戒烟是需要毅力的,很多下决心要戒烟的人往往会半途而废,他们或是抵抗不住自己对烟的渴求、想念尼古丁给他们带来的快感,或是经受不住亲友、同事的诱惑,或因戒烟而变得情绪暴躁、容易被激怒,又或者因为戒烟给自己带来的体重增加而烦恼,还可能因为在生活和工作中承受巨大的压力而复吸。因此,戒烟后又复吸的问题,一直是最令相关专家头痛的临床问题。

三、酗酒：危险的放纵行为

➤ 酒：魔幻的液体

酒是一种魔幻的液体，它能给寒冷的人带来温暖，让失落的人精神振奋，让伤心的人载歌载舞。

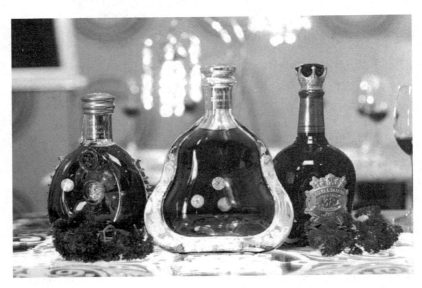

酒：魔幻的液体

但长期过量饮酒可导致多种疾病，等于慢性自杀。早在明朝时期，李时珍就警告世人不要过量饮酒，他说："过饮不节，杀人顷刻。"而我国的古代医学也认为过量饮酒"伤神耗血，损胃烁精，动火生痰，发热助欲，致生湿热诸病"。

随着我国城乡居民生活水平的提高，近年来我国的酒类消费呈现逐年上升趋势。世界卫生组织（WHO）发表的 2018 全球酒精与健康报告显示，中国人均酒精消费量在 2005 年、2010 年和 2016 年分别为 4.1 升、7.1 升和 7.2 升，增幅 76％。

《柳叶刀》2016 年的统计数据显示，酒精在 15～49 岁人群的死亡中，占据男性死亡原因的 12.2％，女性死亡原因的 3.8％。在 15～49 岁由酒精造成死亡的人群中，前三位致死因素分别是：结核、交通事故损伤和自残自杀；在 50 岁以上酒精致死的人群中，酒精导致癌症引发死亡则占了很大比例。不良的酗酒行为不但给酗酒者的身体带来巨大伤害，也对其心理、家庭和社会带来极大危害，据调查，酗酒是引发暴力事件、家庭危机的重要原因之一。

> ### ➤ 酗酒的界定

绝大多数人的饮酒行为属于社交性饮酒或保健型饮酒，这种饮酒行为一般不会造成什么不良后果，饮酒者也能自我控制，知道适可而止。但值得注意的是，绝大多数酒精依赖者都是从社交性饮酒发展而来的。

酗酒是一种行为障碍，按程度可分为 4 个级别：

• 危险饮酒（程度轻）：饮酒者的饮酒模式（饮酒的数量或场合）有使其陷入危险的可能性，但本人尚未意识到饮酒行为会导致的负面后果。

- 问题性饮酒（程度轻至中）：饮酒者已经出现因为饮酒行为而导致的负面后果及不良影响。

- 酒精滥用（程度中至严重）：饮酒者在过去 12 个月开始在社交及人际关系上出现问题，因饮酒而无法担负在工作、学业、家庭中的责任；可能会因为饮酒而不断有违法行为；而且饮酒者在知道饮酒有害健康的情况下仍然继续喝酒。

- 酒精依赖（程度严重）：饮酒者会因为长时间饮酒，减少甚至放弃社交、工作、学业或娱乐活动；饮酒量比原来增多，需要不断增加饮酒量才能满足；需要许多时间才能从酒醉中清醒；如果停止或减少饮酒就会出现出汗、心跳、手抖、失眠、作呕、幻觉、焦虑及抽搐等症状；虽然知道会因为饮酒而出现以上情况并有害健康，仍然选择继续饮酒或曾尝试控制或停止饮酒，却不成功。

> **酗酒：隐患重重**

◇ 酗酒与心脑血管疾病

酗酒会引发心脑血管疾病。长期饮酒，特别是饮烈性酒可引起血压升高。随着饮酒量增多，高血压的发病率也相应增高；饮酒还可使原有高血压的患者发生出血性中风，且多数病情较重，急性死亡率极高。长期大量饮酒可使缺血性中风危险增加 20%～30%。调查研究显示，我国男性受酒精影响发生最多的问题是出血性脑卒中。

另外,酗酒还会增加酒精性心肌病、心肌梗死、心律失常的发生率。

◇ 酗酒与脑

酒精能抑制大脑的高级机能活动,使意识迟缓、神经麻痹、精神兴奋,尤其是酒精含量较高的烈性酒。脑内短时间的高血酒浓度,能干扰脑神经和脑细胞的活动,影响人对外界信息的反应,先是使大脑中枢神经兴奋,然后就会产生抑制作用,严重的可导致死亡。长期嗜酒更会出现神经衰弱、智力减退、健忘、虚幻和错觉、大脑容积逐渐缩小以及大脑功能退化等症状。

有一种脑部疾患叫"韦尼克脑病",它的症状是患者说话颠三倒四,手脚震颤,走路不稳,智力明显减退。这种病多是由于长期饮酒而引发的脑、神经系统损害导致的。

◇ 酗酒与肝硬化

过量饮酒可增加肝脏负担,使肝细胞受损变性,肝脏解毒功能减退,最终导致肝硬化。患者从最初的脂肪肝,继而发展成为慢性肝炎、肝纤维化,直至肝硬化或更严重的病变。在欧美国家,酒精性肝硬化占全部肝硬化的 50%～90%。据统计,肝硬化已成为 25～64 岁男子死亡的五大原因之一。流行病学的资料表明,世界各地区肝硬化死亡率与该地区酒精消耗有密切的关系。临床研究发现,饮酒的量、时间、方式与肝病发生关系密切。每日摄入酒精 80～160 克,连续 5 年以上,肝脏可发生病变;每日摄入 240 克酒精的人引起酒精性肝硬化的概率比每日饮 60 克的人要高 150 倍;酗酒 15

年者严重肝损伤发病率是酗酒 5 年者的 8 倍；一次饮大量酒的危害性远远高于少量多次饮者。

◇ 酗酒与骨

长期酗酒是引起男子骨质疏松的一个原因。专家们认为，饮酒过度所引起的营养不良和吸收障碍，均能使骨质形成和骨矿质化减少，日久可导致骨质疏松症。

另外酒精中毒有可能导致股骨头缺血性坏死。一般股骨头坏死病例中，因酒精中毒所引起的约占 8％，占成人股骨头坏死的 30％以上。

◇ 酗酒与癌症

研究显示，长期过量饮酒可能导致口腔、咽喉、食管、大肠及肝脏等部位的肿瘤发病率增高，酗酒者患癌症的概率是普通人的两倍。此外，饮酒过多会导致肿瘤恶化。因为酒精是一种溶剂，可以溶解其他致癌物，使它们容易通过机体的防护屏障而被机体吸收。

另一点需要引起人们重视的是长期饮用低度酒的危害也很大，尤其是那些既吸烟又饮酒者。因为饮酒可抑制唾液分泌，吸烟又可加重抑制，导致致癌物浓度增高，致癌的危险性是相乘的结果。研究表明，单嗜酒者患口腔、咽喉及食管癌的比不吸烟、不饮酒的人高 2～3 倍；单吸烟者患口腔癌率为不吸烟的 4.1 倍，喉癌为 5.4 倍；而吸烟又饮酒者患口腔、咽喉癌率为一般人的 15.5 倍，患食管癌的风险为一般人的 44 倍！

◇ 酗酒与糖尿病

研究发现长期酗酒可慢性损害肝和胰腺组织，导致胰岛素分泌功能低下，从而引发糖尿病。

另一方面，酒精对糖尿病患者的危害甚大。它会使人体内胰岛素在短时间内缺乏或过量，造成血糖过高或过低。这种情况下，糖尿病患者会出现急性糖代谢紊乱，出现高渗性昏迷和低血糖昏迷等症状。

◇ 酗酒与家庭

父母酗酒对后代的健康是一大危害。有关数据显示，丈夫经常酗酒的家庭中平均人工流产次数比其他家庭高出 1～2 倍。此外，嗜酒孕妇容易流产或造成死胎，即使胎儿存活，其体重、身高、头围也多比正常胎儿低。

更严重的是父母酗酒可能会影响孩子的智力发育。父亲醉后行房射出的精子带有酒精，作为遗传物质的脱氧核糖核酸（DNA）和核糖核酸（RNA）在酒精作用下容易发生变异，从而影响下一代的正常发育，造成子女先天性痴呆。

另有研究指出，生活在有酗酒问题家庭中的儿童，当面对陌生的人和环境等压力源时，会表现出强烈的受抑制个性，如退缩或自我封闭，并且更容易染上酗酒的恶习。

我们还应该看到在家庭生活中，有的酗酒者会因妄想症而老是怀疑妻子有外遇，甚至常常欺骗或殴打妻子，致使家庭不和睦，造成离婚、导致自杀等。因此，酗酒还是导致婚姻破裂、虐待儿童、家庭暴力等问题的重要因素。国外一个对家庭暴力事件的研究表明,有近 26% 的家庭暴力事件是在酒后发生的。

　　◇ 酗酒与意外事故

　　酒精对大脑的短期作用与事故的发生有着密切的关系。酗酒是导致道路交通伤害、跌伤等意外伤害的危险因素。

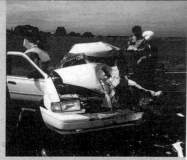

Drinking too much alcohol can kill drinkers and the people around them

Drinking too much alcohol leads to the death of more than 100,000 Americans every year. Accidents, especially car crashes, cause about a quarter of these deaths. Alcohol-related homicide, suicide, cancer, stroke, liver disease and many other afflictions also contribute to this large loss of life.

In addition to those people killed, about 500,000 people get injured in alcohol-related crashes every year.

危险的酗酒

　　在美国加州科学中心有一处关于酒驾教育的小模拟器,可以坐上去体验醉酒驾车后的感受。旁边的一个小立牌上写着美国每年因酗酒导致的死亡人数高达 10 万人,其中醉酒驾车引发的交通事故死亡人数约占四分之一,即 2.5 万人。

◇ 酗酒与犯罪

有句话说:酒,少喝一点是享受,喝多了是难受,喝过量了是野兽。酒精可以使人产生兴奋作用,对自己的意识和行动的控制力减弱,从而诱发犯罪,酒后打架斗殴、滋事放火、强奸抢劫等违法犯罪的病态行为,给社会造成巨大损失。韩国警察厅发布的"2016 年犯罪统计"称韩国拘捕的涉嫌杀人的犯罪嫌疑人中,醉酒状态下实施犯罪的占 39.2%;涉嫌性侵的犯罪嫌疑人中,醉酒状态下实施犯罪的占 28.9%;强制猥亵犯罪嫌疑人醉酒状态的占 37.9%;涉嫌施暴、故意伤害、损坏财物等暴力犯罪嫌疑人醉酒状态的占 30.9%。

另一方面,青少年饮酒问题也越来越为人们所关注。由于青少年自制力较差,常常因饮酒过度而导致酒精中毒或酒后滋事斗殴。

➢ 欲罢不能:人们为何酗酒

◇ 遗传因素

伊利诺伊大学芝加哥分校的科学家研究发现酗酒与一种基因(CREB)有关。具有这种基因缺陷的实验室小鼠会饮用大量的酒精,与水相比,它们更喜欢乙醇。

◇ 心理因素

一直以来,酒是人们用来缓解心理应激和精神紧张的饮料。人们在工作、家庭或其他社会生活中遇到挫折或不快,就容易大量饮酒,以期消除烦恼、减轻烦闷、空虚、焦虑、自责、胆怯、内疚、自卑、恐惧等心理感受,暂时逃避不愉快的现实困境,追求快感,这就是人们常说的"借酒消愁"。

◇ 社会因素

从行为科学和社会科学角度看,敬酒行为充当着重要的社会润滑剂,酒精的兴奋作用使得酒精饮品在各种喜庆场合占了重要的位置,在商务交友活动中也往往少不了饮酒活动。

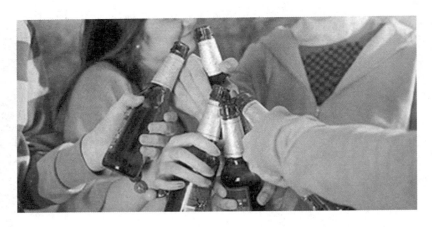

青少年酗酒

饮酒还与社会的风俗习惯有关。比如在英国,饮酒一直是男子转入成年期的一个必经仪式,是成年的标志。因此,对英国孩子来说,饮酒并不仅仅是为了乐趣,而是为了表示"成年人的身份"。

◇ 媒体宣传

铺天盖地的酒广告、精美的酒包装以及电视、电影中种种商务劝酒、"哥们"畅饮及失意者一醉方休等场面,无不对那些充满好奇心的未成年人和年轻人充满诱惑。特别是一些影视剧刻意借助酗酒镜头，对年轻主人公赋予个性化的描写，似乎只有酗酒才能张扬个性，这对模仿力很强的未成年人具有极大的误导性，直接或间接地导致了未成年人接触酒精，进而诱发各种犯罪。

➤ 竖起 360°屏障：对酗酒者的干预

有些酗酒者未经治疗就成功戒酒，也被称为自发性缓解。这些成功戒酒的人可能从家人、朋友、同事那里得到帮助和支持。当然，对大多数酗酒者来说，戒酒还需要专业人士的介入。

• 酒瘾者匿名协会（Alcoholics Anonymous，简称 AA）

AA 是最广为使用的酒精治疗自助方案。这个组织目前在全世界有数千个，它遵循的是严谨的疾病模式，并且结合类似宗教聚会的形式将酗酒者带入团体。每位协会成员要遵从协会的教条，维持完全戒酒的状态。AA 的哲学包括两个基本观点：其一，酒精滥用者，即使他们不曾再喝一口酒，仍然终生是酗酒者。酗酒者不曾康复，但总是处在康复的过程中。其二，戒酒后，即使啜饮一杯都足以导致狂热饮酒，所以必须避免。

但是一些国外的研究发现，接受 AA 治疗的人可能比接受行为疗法或认知疗法的人更容易中途放弃，复饮率也更高。另外的一些研究显示，AA 可能仅对某些酗酒者有效，比如那些教育水平低，但是有高权威、依赖及交际需求的男性。

◇ 心理治疗

几乎所有的心理治疗技巧都已被用来对酗酒者进行治疗。从个别治疗到团体治疗，从精神分析到行为疗法、认知疗法，从心理剧到意向疗法，都曾经被应用在酗酒者的身上。

团体治疗可以让酗酒者观察其他已经成功戒酒的人，增加其成功戒酒的信心，获得更多的支持和认可，并获得给予他人帮助的机会。而个别治疗中治疗师可以给予患者更多、更深入、更有针对性的帮助。行为疗法中常常使用厌恶疗法，让酗酒者服用催吐剂，如吐根碱，用不舒服的刺激来削弱其饮酒行为。

但是对酗酒的人来说，没有任何心理治疗是百分百有效的，因此最好是结合药物治疗等方法，多管齐下。

◇ 药物治疗

很多药物治疗使用那些与酒精有交互作用的药物，最常用的是双硫仑（戒酒硫）。这种药物必须定期口服，并且和酒精同时使用。服用后，戒酒者会产生面部潮红、头痛、眩晕、腹痛、胃痛、恶心、呕吐、气促、心率加快、血压降低以及嗜睡等反应。通过这种不断的强化达到戒酒的效果。

使用这种疗法的主要问题是患者能否定期吃药。实践证明，人们不想服用那些让自己喝了以后就觉得很不舒服的药，而住院治疗又不是长久之计，再加上这种药物本身可能会给人造成皮肤疹、疲倦、头痛、阳痿等副作用，因此临床上单独使用这种疗法的效果不比其他疗法好。

◇ 社会规范和教育宣传

酒作为一种饮食文化断然采取禁止的手段是不可行的。因此,我们可以通过健全法律法规、加强健康教育、规范媒体宣传等手段来有效地控制和减少酒精的使用。

在法律法规建设方面,通过加强相关法律法规的制定与实施来规范人们的行为,加大对违法者的处罚力度。

在健康教育方面,通过加大宣传教育力度,提高人们对酒精的认识,了解过量饮酒的危害,做到预防为主,从而防止饮酒所带来的危害。尤其对于青少年,更要进行正确的引导教育,并辅之以合适的方法。

在媒体宣传方面,要反对片面、错误的引导。比如,目前在各种媒体所播出的广告中,有关酒的广告占了很大的比例。这在有意无意之中诱导了广大观众的消费倾向。为了促进销售,多数的广告只宣传酒给人们带来的好处,这在一定程度上给人们尤其是青少年带来了负面的影响。

小测试 你的饮酒行为是否过度?

我们怎样才能知道自己和亲人的饮酒行为是否过度,并及早采取强制行动呢?为此,有人设计了供饮酒者自己评定的问卷。这一问卷共 11 道题,如果您有 2 个问题回答"是",就应该引起警惕;如果有 3 个以上回答"是",就说明您的问题比较严重,最好去找专科医生咨询或就诊。

1. 在社交场合饮酒时,你是否会主动要求给你杯子里加酒?

2. 如果情况允许,你是否愿意自己多喝一点而让他人少喝一点?

3. 当你独处时,是否喜欢偶尔喝上几杯?

4. 在你的经历中,有否因喝酒而导致争吵或在争吵后就喝上一杯?

5. 你是否在每天的特定时间(如刚下班、睡觉以前)都要喝点酒?

6. 当你感到烦恼或遇到难处时,是否会自然而然地借酒浇愁?

7. 当别人问你喝了多少酒时,你会不会不说实话?

8. 你有没有因喝酒而耽误工作、影响生活或其他重要事情?

9. 假如你停止喝酒,是否会觉得身上没劲,不自在或心里不踏实?

10. 你是不是早上一起来就想喝酒?

11. 你有没有将前一天晚上喝酒后的事情全部遗忘的经历?

四、饮食:需要控制的行为

1983 年 2 月 4 日,美国流行乐手卡伦·卡彭特死于神经性厌食症。

卡彭特和她哥哥理查组成的卡彭特兄妹合唱团,在 1971 年以《渴望亲近你》荣登多个流行单曲排行榜第一名之后,就成

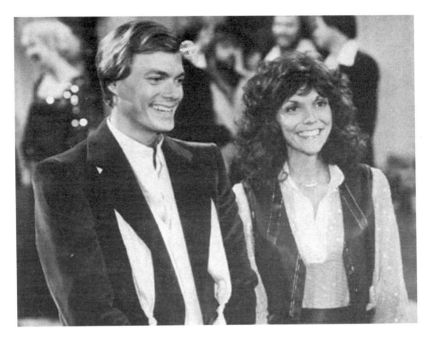

卡彭特兄妹

为最受欢迎的歌手,很快就风靡了全世界。当时,BillBoard 杂志的一位作者讽刺她的体态过于丰满,于是卡彭特决心要改变自己的形象,开始强迫性地减重。

半年间,卡彭特从 66 千克减到 54 千克。其间她一天喝 8杯水,不碰任何高脂肪食物。1974 年 52 千克的卡彭特仍不满意自己的体重,进食越来越少,并长期服用轻泻剂。一位朋友开始担心:这会不会是一种病? 他不幸言中了!

1975 年,卡彭特开始觉得身体不适。她的体重不断下降,很快就瘦得皮包骨头,仅 36 千克,而且十分容易疲倦,为此不得不取消了去欧洲和日本的巡回演出。医生的诊断结果是"神经性厌食症"。对这一陌生的疾病,理查及家人一无所知,只是尽力为卡彭特准备美餐,鼓励她多吃,以为这样就没事了。

1981 年,卡彭特第一次向理查承认自己的身体出了问题,需要治疗。她随后独自去纽约,开始治疗神经性厌食症。1982 年 9 月,由于病情危急,严重脱水,她被送进医院。到 11 月,卡彭特终于恢复了一天三餐的正常情况。出院后,想家的卡彭特马上回到了加利福尼亚州自己亲人的身边。

从 1983 年 1 月 28 日起,卡彭特不止一次对朋友说起,她觉得心脏有问题,好像要跳出胸口似的。2 月 1 日晚,她与哥哥理查以及舞台制作人共进晚餐,晚餐后她回到自己的寓所,这是理查最后一次看到活着的卡彭特。第二天,卡彭特来到父母家里,胃口大开,吃了不少东西。她母亲还以为卡彭特病已痊愈,非常高兴。

谁料就在两天后,也就是 1983 年 2 月 4 日,卡彭特在拿衣服时猝然倒下,经抢救无效,死于深爱她的父母怀中。她的直接死因是"严重心律不齐"。

➤ 关于饮食的实验:饿着好还是撑着好

◇ 饥饿实验

1944 年,美国生理学家安雪·季斯(Ancel Keys)和他的同事对

36 位自愿参加饥饿研究取代服兵役的被试进行了实验，研究饥饿对人体造成的影响。

实验的前三个月，研究者要求这些被试规律进食并接受多项测验。他们都是一些相当健康的年轻人，体重正常，智商在中等到聪明之间，情绪稳定。经过三个月的正常饮食形成对热量的需求后，研究者给被试减少一半的食物量，目标是减轻原先体重的 25%。虽然研究者减少被试一半的热量摄入，但仍给他们适当的营养品，所以被试不会因饥饿而有生命危险。

刚开始被试的体重很快地下降了。但是这种速度没有持续。为了继续减轻体重，他们必须不断减少摄入的热量，以至于有少部分人退出了实验。不过大部分留下来的人都通过了六个月的减轻体重计划，并且大多数都达到了目标。

在这一实验中，令季斯和他的同事们感到惊讶的是伴随着饥饿状态而来的行为。这些被试一开始是乐观且快乐的，但这些感觉很快就消失了。他们变得容易生气，会向他人挑衅，且开始出现打架行为，这些与他们原先的个性完全不同。经过六个月的饥饿实验，他们除了好斗外，还变得冷漠，尽量避免身体活动，忽略自己和别人的外表，对性活动也失去兴趣。而且他们在体重恢复到原来的指标后，仍然约有一半的人有饮食方面的困扰，大部分人不能恢复从前乐观、爽朗的性格。

◇ 饮食过量实验

20 世纪 60 年代，研究者对美国佛蒙特州立监狱的一组犯人进行了饮食过量的实验。这些犯人是自愿参加实验的,并愿意让自己的体重增加 11~16 千克。实验者给被试丰富而美味的食物,并限制他们的活动。

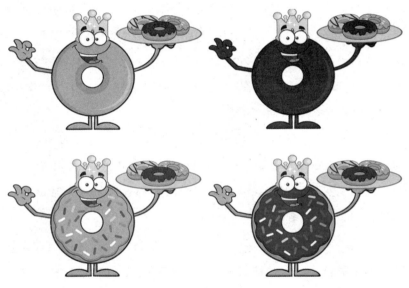

好看且好吃的甜甜圈

结果起初他们的体重增加迅速,但很快开始缓慢下来,因此必须靠摄入更多的食物来增加体重。而且最后,不是所有人都能达到体重目标。

他们饮食过量但并不快乐,除非有好的食物品质和漂亮的餐桌摆设,否则他们对食物不感兴趣。他们必须强迫自己去吃,很多人还想退出实验。但是他们没有出现饥饿实验中的好斗行为和性格变化。

当被试不再按要求进食时,几乎所有的人都能很快地减轻体重，只有两个人无法回到原来的体重。追究他们的医学背景，发现他们都有肥胖的家族史。

➤ 饮食金字塔：合理的饮食结构

就饮食结构来说，目前国内外专业的营养学家都在倡导均衡营养。虽然每个人的营养均衡标准有年龄、体质之分，但总体来说是有规律可循的。

2011 年，美国农业农村部发布一张健康饮食指南图，名为"我的盘子"，用以替代风行近 20 年的"我的金字塔"。"盘子"分为 4 个

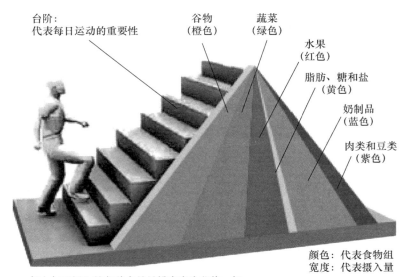

台阶：
代表每日运动的重要性

谷物
（橙色）

蔬菜
（绿色）

水果
（红色）

脂肪、糖和盐
（黄色）

奶制品
（蓝色）

肉类和豆类
（紫色）

颜色：代表食物组
宽度：代表摄入量

每人每天摄入的各种食品量排序应为谷物、奶制品、蔬菜、水果、肉类和豆类及脂肪、糖和盐

我的金字塔

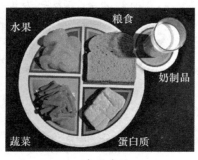

我的盘子

部分,左侧两块分别是水果和蔬菜,右侧两块分别是粮食和蛋白质。"盘子"右上角是一个蓝色圆圈,标注"奶制品"。其中蔬菜和粮食比重最大。

中国的饮食结构从成分上来说主要以米饭、面条等碳水化合物为主。但近年来,随着人们生活水平的提高,口味的变化以及应对快节奏生活的需要,人们在饮食结构上发生了明显的变化,主要表现为动物性食物增加,植物性食物下降,脂肪摄入量增加,碳水化合物下降。膳食结构的变化一定程度上造成了高血压、糖尿病等慢性病发病率的上升。

另外,人们对一日三餐的态度和质量要求、饮食的频次和数量、饮食的情绪以及餐前饭后的一些小习惯也会对健康产生影响。比如不吃早饭会让人反应迟钝、罹患便秘、腺体亢进、罹患肠胃疾病和其他慢性病;又如睡前丰盛的晚餐会把人推向肥胖一族;另外,甜食、油腻食物、零食及食后喜静卧、饭前喜欢少量饮酒的人,也易肥胖。

小知识 世界卫生组织(WHO)公布的全球十大垃圾食物及其危害

垃圾食物是我们肥胖的罪魁祸首,也是造成健康问题的重大因素，为了健康与身材请大家远离垃圾食品。下面是世界卫生组织（WHO）公布的全球十大垃圾食物：

一、油炸类食品

1. 导致心血管疾病的元凶（油炸淀粉）

2. 含致癌物质

3. 破坏维生素，使蛋白质变性

二、腌制类食品

1. 导致高血压，肾负担过重，鼻咽癌

2. 影响黏膜系统（对肠胃有害）

3. 易得溃疡和发炎

三、加工肉类食品（肉干、肉松、香肠等）

1. 含三大致癌物质之一：亚硝酸盐（防腐和显色作用）

2. 含大量防腐剂（加重肝脏负担）

四、饼干类食品（不含低温烘烤和全麦饼干）

1. 食用香精和色素过多（对肝脏功能造成负担）

2. 严重破坏维生素

3. 热量高，营养少

五、汽水可乐类食品

1. 含磷酸、碳酸，会带走体内大量的钙

2. 含糖量过高，喝后有饱胀感，影响正餐

六、方便类食品（主要指方便面和膨化食品）

1. 盐分过高，含防腐剂、香精（损肝）

2. 热量高,营养少

七、罐头类食品(包括鱼肉类和水果类)

1. 破坏维生素,使蛋白质变性

2. 热量高,营养少

八、话梅蜜饯类食品(果脯)

1. 含三大致癌物质之一:亚硝酸盐(防腐和显色作用)

2. 盐分过高,含防腐剂、香精(损肝)

九、冷冻甜品类食品(冰激凌、冰棒和各种雪糕)

1. 含奶油极易引起肥胖

2. 含糖量过高影响正餐

十、烧烤类食品

1. 含大量"三苯四丙吡"(三大致癌物质之首)

2. 1只烤鸡腿等于60支烟的毒性

3. 导致蛋白质炭化变性(加重肾脏、肝脏负担)

> ➤ 肥胖:温和杀手

随着社会的发展、人们生活水平的提高,肥胖已经成为当前全球关注的公共卫生问题。肥胖症的高发率和高危后果也已引起人们的关注。1999年世界卫生组织(WHO)正式宣布肥胖是一种疾病,而且它将成为全球首要健康问题。据不完全统计,全世界患肥胖症的人数正在以每 5 年翻一番的惊人速度增长，每年肥胖造成的直接或间接死亡人数已超过 30 万，成为仅次于吸烟之后的第二个可以预防的致死危险因素，与艾滋病、吸毒、酗酒并列为世界性四大医学社会问题。国家统计局和国家卫计委的数据显示，中国人的肥胖率不断上升。从 1992 年到 2015 年，肥胖率从 3％上升到 12％。2016 年，英国著名医学杂志《柳叶刀》发表全球成年人体重调查报告，中国已成为全球肥胖人口最多的国家。

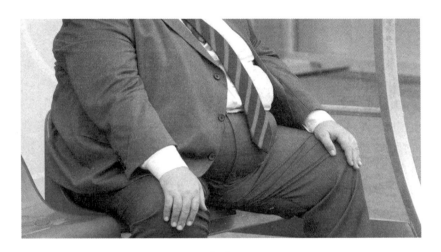

肥胖

　　肥胖会给人们的生活带来极大的不便，肥胖者常感乏力、气促、活动困难、关节疼痛、下肢浮肿等，严重时甚至失去生活自理能力。而且，很多疾病会伴随着肥胖而来，并变得越来越严重。

　　肥胖是糖尿病的独立危险因素之一，肥胖与 2 型糖尿病被称为

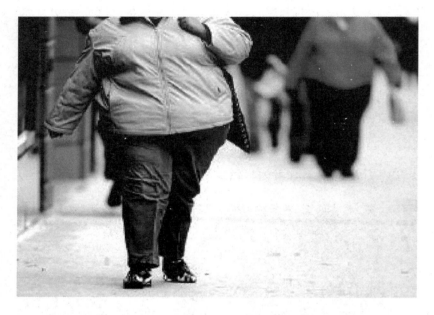

目前全世界约有 3 亿人受到肥胖症的困扰
（摘自新华网《肥胖症困扰全球三亿人》,2006 年 10 月 21 日）

"姊妹病"，因为它们的遗传因素基本一致,导致肥胖的基因缺陷绝
大多数也会引起 2 型糖尿病。此外,这两种疾病的环境因素也惊人
地一致,都是因为高能量、高脂肪的饮食习惯和缺乏运动所致。而
且,它们存在着一个共同的病理基础,就是胰岛素抵抗。约 75% 的
肥胖者发生 2 型糖尿病,而 90% 的 2 型糖尿病在发病前体重增加。

高血压是肥胖的常见并发症,大量证据表明肥胖是发生高血压
的独立危险因素。临床资料显示体重指数 BMI 与血压呈显著正相
关。血压和体重的关系在儿童和青年期就已存在,人群统计资料表

明体内脂肪每增加 10%,就会导致收缩压与舒张压相应平均升高 0.80 kPa 和 0.53 kPa。另外,肥胖与高血压的关系还与脂肪的分布有很大的关系,腹型肥胖的人更容易患高血压。

据有关文献报道,肥胖者发生心力衰竭、心肌梗死的危险性是一般人的 2 倍,且肥胖有助长冠心病发展的趋势。研究显示,体重指数 BMI 大于 29 者,患冠心病的危险性比 BMI 小于 21 者增加 3.3 倍。BMI 在 25 到 29 之间者,患冠心病的相对危险性为 BMI 小于 21 者的 1.8 倍。而对亚洲人而言,这一临界指标可能更低。这是因为肥胖者摄入能量过多,部分能量以脂肪的形式储存,促使动脉粥样硬化形成。另一方面,肥胖者体力活动少,冠状血管侧支循环形成不足,人体的体积增大造成的血容量增加,心脏负荷过重,均是肥胖者易患冠心病的原因。

肥胖与胆石形成也有密切关系,流行病学调查显示肥胖是胆石发生的易患因素,肥胖可增加胆石的发生率。研究发现 BMI 小于 24 时,临床胆石的发生率为 250/10 万人年;当 BMI 达到 30 时,胆石的发生率逐渐增加,当 BMI 大于 30 时,胆石的发生率急剧增加。

研究表明约有 60%肥胖者患阻塞性睡眠呼吸暂停综合征(obstructive sleep apnea syndrome,OSAS)。肥胖者中约有 45% ~ 55%出现打鼾,严重打鼾常伴发 OSAS。这是因为肥胖者胸、腹部大量脂肪堆积,使胸壁顺应性减低,增加了呼吸系统机械负荷,使肺功能残气量降低,而低肺容量通气则可使气道呼吸时处于闭合状态。睡眠时肺通气不足可引起或促进呼吸暂停的发生,还可引起脑功能障碍、肺动脉高压、高血压、心动过缓,严重者可出现心衰、呼吸衰竭,甚至猝死。

肥胖极易造成脂肪肝,引起肝细胞坏死,导致肝硬化。研究表明脂肪肝在儿童期即可出现,儿童肥胖程度与脂肪肝的患病率有直接关系。通过超声检测,儿童腹部皮下脂肪厚度大于 30mm 者,脂肪肝的患病率可达 44.4%。

肥胖者恶性肿瘤发生率升高,男性肥胖者结肠癌、直肠癌、前列腺癌高发,女性患者子宫内膜癌的比率比正常妇女高 2~3 倍,绝经后乳腺癌的发生率随体重增加而升高,胆囊和胆道癌也较常见。

肥胖的孕妇,容易造成生产困难或延长生产时间,影响胎儿的健康。严重肥胖者,孕妇及胎儿的死亡率会较高。

此外,肥胖还会引发高脂血症;造成膝内翻、膝外翻,股骨头骨骺分离、关节炎、股骨头无菌性坏死和平底足等疾病;使皮肤脆性增高,易发生皮炎、擦烂,并容易合并化脓性或真菌感染。而且,肥胖会使死亡发生率急剧上升。国外有研究资料表明,当 BMI 超过 25 时,患者病死率会呈直线上升趋势。

肥胖的人常常会因为自己的体型不美,行动不便,而遭人嘲笑,经常处在较重的心理压力之下。因此容易发生人际关系不适应、情绪不稳定和行为问题,表现为非攻击性、焦虑/抑郁、社交退缩、思维问题等心理行为问题,形成内向、孤僻的性格,缺乏竞争力。

肥胖还会引起社会经济问题,比如肥胖引起的多种并发症,使医疗开支大大增加,直接影响社会经济。此外,肥胖及其并发症又可使劳动生产率降低,工作时间减少,给社会经济造成间接的、但又是巨大的损耗。

肥胖症与相关疾病的相对危险性(WHO1997)

高度增加(3倍以上)	中度增加(2～3倍)	轻度增加(1～2倍)
2型糖尿病	冠心病	癌症(大肠癌、子宫内膜癌、女性停经后乳腺癌)
胆囊疾病	高血压	性激素分泌异常
血脂异常	骨关节炎	多发性卵巢囊肿综合征
代谢综合征	高尿酸血症和痛风	不育
呼吸困难		腰背痛
睡眠呼吸暂停		增加麻醉危险性
		母亲肥胖引起胎儿缺陷

➢ 肥胖:先天还是后天

◇ 基因

研究发现父母一方肥胖者,其子女的肥胖发生率为40％～50％;父母双方均肥胖者,其子女的肥胖发生率为70％～80％。排除其共同生活方式的因素,人们发现这还与遗传基因有关。1994年,科学家采用定位克隆技术首次成功地克隆出小鼠的肥胖相关基因(OBGene,简称 OB,又称瘦素基因或肥胖基因)及人类的同源序列,至今 OB 的定位和结构已明确。人类肥胖者对内源性瘦素抵抗,这种抵抗可能是形成人类肥胖的基础。

另外,科学家还用分子生物学手段确认了 6 种单基因突变可引起肥胖症。在普通人群的肥胖症患者中,"节俭基因"是主要的遗传基础。"节俭基因学说"是指在食品供应不稳定的情况下,携带"节俭基因"的人可以把能量通过脂肪存储起来以备用,这样有利于能量的储存,但在生活富裕的情况下,过量地表达"节俭基因"使脂肪过多积聚,导致肥胖尤其是腹型肥胖,最终导致胰岛素抵抗和 2 型糖尿病。

◇ 内分泌紊乱

肥胖与内分泌功能失调密切相关。内分泌异常往往伴有继发性肥胖症,如体内胰岛素分泌增多、垂体前叶功能低下、甲状腺功能减退、性腺功能减退等,都可引起肥胖。脑炎、脑外伤、脑肿瘤等,也常继发引起肥胖。很多女性在更年期后,因荷尔蒙的变化,体重也会逐渐上升。

◇ 代谢异常

根据有关调查表明,肥胖者通常都是在发胖后才开始减少饮食量的,但人体一旦肥胖之后,即使减少饮食,也无法减少脂肪。这是由于我们的身体会在体内做自动的物质代谢平衡,会朝着原有脂肪形成的轨道去运行,去调整已被减少的食物,更加合理地生成脂肪。即肥胖是一种恶性循环,肥胖的人体内脂肪积蓄越多,身体的新陈代谢就越向促进脂肪积蓄的方向转化。

◇　饮食

人们的饮食习惯及饮食结构对肥胖的发生有很大的影响。不恰当地追求高糖、高脂肪、高蛋白饮食,特别是过多地摄入动物内脏和动物脂肪,以及吃饭速度过快、好吃零食、甜食和晚餐进食过多等,容易引起肥胖。例如欧洲人、南非人中肥胖者较多,这是因为欧洲人过多地食用肉及奶油,而南非人过多地摄入糖分。

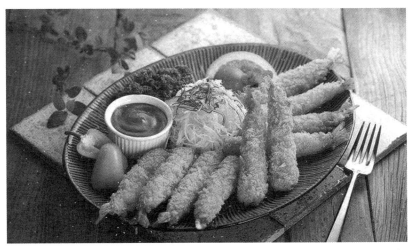

饮食

◇　生活习惯

不运动是引起肥胖的主要原因之一。早期实验和流行病学研究表明,在成人和儿童中,不锻炼的人肥胖或超重现象较多,而积极参加体育锻炼的人体重则较为正常。

久坐与肥胖成正比。研究表明,每天看电视 4 小时以上的女性比每天看电视不足 1 小时的女性肥胖的发生率增加 2 倍。

另外,诸如寝前吃夜宵、暴饮暴食、喝大量的啤酒、睡懒觉等也是造成肥胖的原因。

◇ 心理因素

肥胖也和人的心理因素有关。有些人在焦虑或烦躁时,会吃更多的东西。也有研究表明,压力可以诱发食欲。另外,肥胖者比非肥胖者对与食物相关的线索更敏感。例如,当食物吃起来或看起来好吃时,肥胖者会比正常体重者吃得多。

总体来说,肥胖是多因素作用引起的综合征。除了上述因素以外,还包括性别、年龄、职业、摄食中枢的功能异常、药物、病毒感染、肌肉纤维类型、脂肪细胞数目的增多与肥大等。

➤ **远离肥胖**

◇ 控制饮食

肥胖者可通过控制饮食的摄入量来达到减肥目的。控制饮食主要从摄入量及饮食成分两方面着手,减少能量的摄入。控制饮食的关键是限制糖和脂肪的摄入量,食谱应为高蛋白、低脂肪、低糖的膳食,控制饮食的同时要保证各种营养素齐全,避免产生营养缺乏症,不能盲目、无限制地节食,也不能通过减少水摄入来减肥。减肥较合理的节食进程应是每周减重 1 kg 左右。

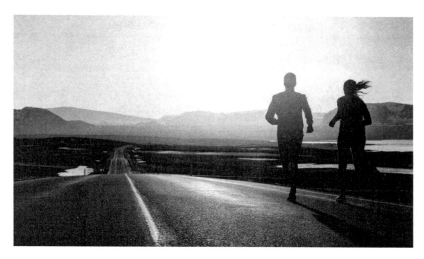

运动减肥

◇　坚持运动

运动能增加能量消耗，调节能量平衡，减少体内脂肪，改善脂质代谢。因此，运动减肥是一种被广泛采用和普遍接受的方法。但研究表明，脂肪仅在小强度、长时间的运动中才会被动用。因此，一些动力型有氧运动，如快步走、慢跑、自行车和有音乐伴奏的健身操等更有助于减肥。减肥运动的运动强度可以用心率来评定，即运动即刻心率保持在每分钟 120～140 次的范围内为宜，每次运动的持续时间在 30 分钟以上。

不同运动有不同的能量消耗，见下表：

常见活动能量消耗表
(建议每天运动消耗 200 千卡左右的热量)

活动项目	能量消耗量[千卡/(标准体重·10 分钟)]	
	男(65 千克)	女(56 千克)
步行(中速) 5 千米/小时	38.5	32.7
上下楼	49.5	42.0
慢跑	77.0	65.3
骑自行车 12～16 千米/小时	44.0	37.3
乒乓球	44.0	37.3
羽毛球	49.5	42.0
篮球	66.0	56.0
足球	77.0	65.3
跳绳(中速)	110.0	93.3
舞蹈(中速)	49.5	42.0
游泳(一般速度)	110.0	93.3
太极拳	38.5	32.7
瑜伽	44.0	37.3
健身操	55.0	46.7

数据来源:《中国居民膳食指南(2016)》

在选择运动项目时,要根据个人爱好、原有的运动基础、肥胖程度、体质、居住环境及年龄等情况而定,并根据运动后的劳累程度、脉率等指标选择适当的运动量。运动量由小到大、循序渐进,并要持之以恒。

◇ 行为矫正

改变日常行为方式是减肥的根本要求,尤其是对中青年肥胖者来说,他们大部分是因为在参加工作后不注意饮食和缺乏运动造成的。所以,肥胖者应当做到:(1)改变原来不合理的饮食习惯,如少吃高脂肪、高热量的食物,限制进餐的次数;(2)改变进食的方式,做到慢食、提前进餐、吃流食、吃蔬果餐等;(3)改变饮食的坏习惯,做到寝前不吃东西,不在看电视时吃饭或吃其他东西。不暴饮暴食,少喝酒,特别是啤酒,做到一日三餐,晚餐少吃;(4)改变不运动的习惯,制订每周至少3次的体育活动计划。

◇　药物治疗

目前,一些减肥的药物有食欲抑甜类药物、促进能量代谢类激素、消化吸收抑制类药物、局部脂肪分解药物、中药等。由于许多药物均有一定的毒副作用,且往往需要长期服用,反弹的可能性较大,因此应当与其他方法综合使用为佳。

◇　正确认识肥胖

大规模数据分析说明我国糖尿病、冠心病、高血压将伴随超重肥胖人群的快速扩大进一步高发。公共卫生及医务工作者应将对肥胖问题的关注看作是保护人民健康的重要环节,给予高度重视。而广大的非医务工作者也应当改变将超重、肥胖仅看作是个人形象问题的认识,从保护自身健康出发对肥胖进行正确认识并加以控制。

◇　采取实际措施

肥胖问题是可以解决的。关键是要抓住时机,措施到位,调动个人和社区的积极性,将肥胖的防治纳入社区卫生服务的工作中去。在学术方面,应当做深入实用的研究,比如肥胖在我国的分布和危险性的进一步评价,人体体内脂肪分布的研究、新的减肥药物、相关政策的制定和实施等。

> ➤ 儿童肥胖

儿童肥胖可以分为两种类型,即单纯性肥胖和继发性肥胖。其中,儿童肥胖 70％都属于单纯性肥胖;而继发性肥胖主要缘于孩子身体存在某些疾病。单纯性肥胖主要是由于遗传及精神因素、饮食和喂养不当、养育观念不正确、缺少运动等因素造成的;继发性肥胖可能是由先天性因素、脑性疾病、内分泌疾病等引起的。

国内外大量的流行病学调查资料显示,不管是发达国家还是发

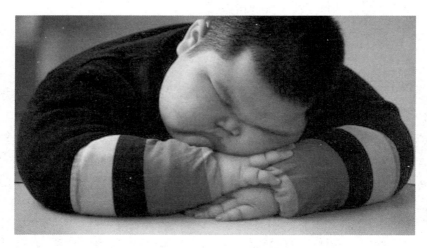

肥胖儿童

展中国家,儿童期单纯性肥胖症发生率均呈逐年上升的趋势。我国儿童肥胖症的检出率随年龄的增大而增高,且逐年上升。根据国家统计局和国家卫计委的数据显示,中国儿童和青少年的肥胖率在快速增加,从 2002 年到 2015 年,儿童和青少年超重率从 4.5% 上升到9.6%,肥胖率从 2.1% 上升到 6.4%。

对儿童而言,肥胖除了可能增加心肺功能损害、血脂代谢异常、糖尿病和高胰岛素血症的发生率外,还会导致儿童智力发育缓慢、心理行为异常、性发育和性成熟提前,增加儿童感染性疾病的危险(如儿童呼吸道感染及皮肤感染)等。

防治儿童肥胖的原则是控制饮食和加强体育锻炼。肥胖儿应适当节食,食物应以果蔬、谷类、麦食为主,外加适量蛋白质,如瘦肉、鱼类、鸡蛋、豆制品等。同时,要鼓励孩子多参加运动,这能促进孩子更健康地成长。孩子如患继发性肥胖症应及时寻求专业治疗。

➢ 我不吃:神经性厌食症

神经性厌食症(Anorexia Nervosa,AN)是一种以进食行为异常为主的精神障碍,患者表现出强迫性偏食、厌食、体重下降、明显消瘦等特征的疾病。AN 可引起营养不良、闭经、便秘、心动过缓、低血压、窦性心律失常、心力衰竭、低血糖、各类血细胞减少、水肿、甲状腺功能病态综合征、骨丢失等问题,是一种慢性或致死性疾病。AN 的高发年龄为 13~25 岁,并且多见于青少年女性。

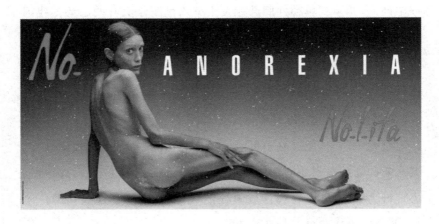

拒绝厌食症

◇ 诊断要点

在 DSM-5 中,神经性厌食症(AN)的诊断要点是:(1)相对于需求而言,在年龄、性别、发育轨迹和身体健康的背景下,因限制能量的摄取而导致显著的低体重。显著的低体重被定义为低于正常体重的最低值或低于儿童和青少年的最低预期值。(2)即使处于显著的低体重,仍然强烈害怕体重增加或变胖或有持续的影响体重增加的行为。(3)对自己的体重或体型的体验障碍,体重或体型对自我评价的不当影响,或持续地缺乏对目前低体重严重性的认识。神经性厌食症有两个亚型,分别是(1)限制型:在过去的 3 个月内,个体没有反复的暴食或清除行为(即自我引吐或滥用泻药、利尿剂或灌肠)。此亚型所描述的体重减轻的临床表现主要是通过节食、禁食和/或过度锻炼来实现;(2)暴食/清除型:在过去的 3 个月内,个体有反复的暴食或清除行为。

对于成人而言，严重性的最低水平基于目前的体重指数（BMI），参见如下：

轻度：BMI 17～18.49 kg/m²

中度：BMI 16～16.99 kg/m²

重度：BMI 15～15.99 kg/m²

极重度：BMI＜15 kg/m²

◇　发病原因

心理行为因素："怕胖"被认为是 AN 病态心理的核心。在如今"以瘦为美"的社会中，青少年，尤其是女性会对自己在发育期正常的体重增加产生不满，而出现"减肥"的愿望。她们缺乏相关的发育知识和营养知识，只是片面追求时尚的形体美，强迫自己节食，采取诱吐、过度运动、服用泻剂等方式减肥，久而久之便出现厌食症状。

遗传因素：对双胞胎的研究和家族研究显示神经性厌食症受遗传因素的影响。一项综合了大量双生子的研究证实，如果同卵双生子一方患 AN，则另一方比正常人有更大的患病可能性。对 30 对同卵双生子的研究发现，患 AN 的一致性高达 55%。

家庭因素：德国著名的精神分析学家贝克沃把神经性厌食症的主要原因归结为个体童年时期的心理根源。父母特别是母亲的抚养方式是这一心理根源的可能来源。他认为父母对儿童需要的错误理解直接导致了儿童身体感觉和生理表象的混淆和错乱，从而导致了厌食。另外的一些研究者发现神经性厌食症患者及其家庭成员之间往往缺乏亲密度。此外,交流障碍、较多的体重问题、躯体疾病、情感性疾病和饮酒也是常见的家庭致病因素。

诱发因素:考试压力、亲人分离、家庭环境改变、自尊心受到伤害、躯体疾病等因素都可诱发神经性厌食。

◇ 治疗方法

对神经性厌食症的治疗包括营养治疗、认知行为治疗、家庭治疗、药物治疗、综合治疗等。

AN 治疗的首要目的是恢复个体的营养状态。营养治疗的目标是达到营养状态稳定,再进食,建立健康的饮食模式,恢复体重和重返正常生活。

认知行为治疗帮助提高患者对厌食症原理、表现和防治的认识,改变"瘦即是美"的错误认知。同时,营造出既具有约束性、又具有治疗作用的环境,鼓励患者增加进食,并给予相应的奖励和惩罚。

家庭疗法是以家庭为干预对象的治疗形式,出发点在于对家庭中的互动模式、成员关系和情感表达等进行全方位的考察与了解,并针对不同的问题和家庭情况施以不同的干预手段,以解决家庭和个体的冲突。

药物治疗大致分为两大类。第一类药物是试图影响与饥饿或厌食感有关的神经递质或神经肽,从而达到治疗目的。第二类药物是试图治疗与 AN 并存的其他精神障碍,从而达到治疗 AN 的目的。

另外,做好患者父母的健康教育,取得患者家属的配合也很重要。

➤ 让我吃：神经性贪食症

神经性贪食症（Bulimia Nervosa，BN）是另一种饮食异常，主要特征是在一段时间内不断地吃东西，但吃完后马上就通过自我呕吐，或使用通便剂以及其他避免体重增加的方法来维持相对的正常体重。女性得病概率远大于男性。BN 会引起消化系统的感染和心脏问题（如低血糖、心律不齐等），以及抑郁等心理问题，相当多的神经性贪食症患者会有自杀企图。

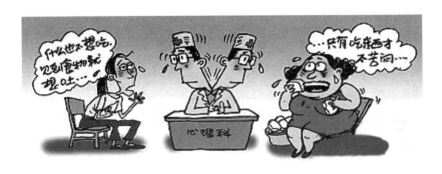

厌食症与贪食症

有的学者认为，神经性贪食症与持久性神经性厌食症之间存在密切联系，前者是后者的延续，而且两者的治疗方式、方法也基本相同。但是，另外的学者对此说法提出异议，认为它们是本质不同的两类疾病。神经性贪食症患者通常对自己的问题有着明确的认识，她们对食物不可控制的欲望更类似强迫症患者的情绪反应，存在矛盾冲突、内疚等心理状态。神经性厌食症患者通常对自己的问题无明显认识,他们的行为以及焦虑、抑郁等情绪是由其体像障碍引起的。

心理学家认为,神经性贪食症是用来处理压力、焦虑等不愉快感觉的一种方式。患者在生理上并不需要进食,而在心理上却有长期饥饿的感觉。贪食症患者是为了处理比暴饮暴食和过分关注体重更加严重的心理问题才患贪食症的。比如前英国王妃戴安娜常常吃进大量的食物,甚至要溜进厨房寻找食物以快速地填入腹中,以缓解内心的冲突、焦虑、痛苦、忧郁。

当然,神经性贪食症还与家庭环境、遗传因素、社会文化、不良认知等有关。

认知行为疗法的一些技术,如自我监控、强化、放松训练、认知重构等对神经性贪食症有较好的疗效,这些技术的焦点一般是在减少暴饮暴食和人为呕吐、拉肚子等行为。

人际治疗也是一种可行的方法,它关注患者的人际问题。这一疗法认为 BN 倾向于发生在青少年后期,而这正是最可能出现人际问题的时期。从这个观点出发,人际疗法认为饮食问题代表了患者不合理的欲求。人际治疗成功的比率可以同认知行为疗法相提并论。

药物治疗,尤其是抗忧郁药剂,被用来配合心理治疗医治神经性贪食症。此外,家庭疗法、团体疗法也证明对治疗神经性贪食症有效。

五、健康源于运动

　　森林里有狼有鹿。人们为了保护鹿,把狼猎杀了。哪知道几年以后,因为没有狼,鹿吃饱饭就躺在草地上休息晒太阳,结果鹿变成了肥鹿,脂肪肝、冠心病、高血压接踵而至。鹿自身的疾病越来越多,死得越来越早,结果鹿群越来越小,眼看就要绝种了。

　　谁能给鹿治病呢? 想来想去,最好的办法是把狼请回来。大自然就是这样:生命在于运动,健康源于运动。

　　生命在于运动,健康源于运动。动物界的很多现象给人启示:科学家发现野生的动物寿命比较长,例如野生大象可活 200 岁,而驯养后的大象活不到 80 岁;野兔寿命是家兔寿命的 3.8 倍;野生狗的寿命比家狗长 2.1 倍。究其长寿的原因,就是运动。

　　1992 年,世界卫生组织(WHO)把适量运动与合理膳食、

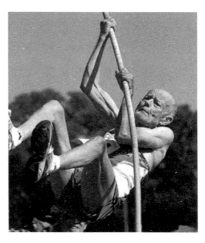

老年运动会上的撑杆跳高运动员

戒烟限酒、心理平衡一起,称为健康的"四大基石"。

1994年,世界卫生组织(WHO)与国际运动医学联合会(FIMS)在德国科隆联合召开了"健康促进与身体活动"(Health Promotion and Physical Activity)国际会议,成立了"体育为健康"(Move for Health)联合委员会。大会敦促各国必须采取行动,创造一个使公民形成和保持体育生活方式的社会和体育环境。

为此,我国政府提出了"全民健身计划"(National Fitness Program),强调身体运动的重要性,把体育运动作为健康促进的主要手段和方式。

事实证明,坚持体育锻炼的人,身体更加健康。经常运动锻炼的人,高脂血、高血压、冠心病、糖尿病、动脉硬化、神经衰弱等病的发生率比不运动的人和从事脑力劳动的人低。对有些疾病,医生的处方之一就是适当地参加体育运动。

➢ 运动的级别和类型

◇ 运动的级别

运动分三个级别。第一种是轻度运动,是为了锻炼身体、增强体质、减少疾病而进行的;第二种是功能锻炼,是为了锻炼肌肉,使肌肉发达;第三种是竞技运动,是角逐名次的运动。本章内容以轻度运动为主。

◇ 运动的类型

等长运动:等长运动指收缩肌肉来对抗一个无法移动的物

体，使肌肉得到强化，比如用力推墙壁。等长运动中没有关节运动，无肢体位移，对于术后早期的患者非常重要，可防止肌肉萎缩，恢复力量，同时保证伤口愈合。尽管文献报道不同，但大多数意见是进行 5 秒一次的最大收缩，共 2 小时，每天 3～4 次，可以改善肌肉的反应能力，特别是在肌肉萎缩和自主活动能力差时有显效。

等张运动：等张运动指恒定阻力负荷下的肌肉运动，如举重。完成这种运动有肌肉的短缩和关节的运动。这种运动的定位通常在于功能锻炼，而非仅仅为了增强体质。

等速运动：等速运动是指在恒定的速度下运动，运动过程中，各个角度都可发生最大收缩。这种锻炼是非生理性和非特异性的，因此可引起关节超负荷受力，可能对组织愈合不利。另外，训练需要特殊的设备，价格昂贵。

无氧运动：肌肉在没有持续的氧气补给情况下所完成的运动就叫无氧运动。高强度、大运动量、短时间内的运动项目一般均为无氧运动，如短跑（100 米、200 米）、跳高、跳远、举重、俯卧撑等。无氧运动的主要功能是锻炼骨骼、肌肉、关节和韧带，起到强筋健骨的作用，可防治颈椎病、腰椎间盘突出和骨质疏松等病症。但是无氧运动对有心血管系统疾病和心脏病的人不仅没有益处，而且如果运动不得法，反而会造成对身体的伤害。

有氧运动：有氧运动是指那些以增强人体吸入、输送、使用氧气能力为目的的耐久性运动。低强度、有节奏、长时间的运动，基本上都是有氧运动,比如,走步、慢跑、长距离慢速游泳、骑自行车、跳舞、太极拳等都是有氧运动。有氧运动能够有效地锻炼心、肺等器官,能改善心血管和肺的功能。

反常态运动:反常态运动以种种独特奇妙的锻炼方式与过程,来改善、促进和提高人的身心健康水平,在人们的思维定式中,它是非常态或超常规的运动锻炼形式。在方式的特征上,有的体现了反序性,如爬行、倒立、倒退行走等;有的反映出反季性,如冷水浴锻炼、冬泳、雨中散步等;还有的显露出反习性,如逗腋窝、无规则地"手舞足蹈"等。锻炼时,往往是将情趣与运动融为一体。

> **运动:强健身体**

◇ 预防和改善骨质疏松

骨质疏松是威胁人类健康的一种慢性病,衰老和运动不足被认为是造成骨质丢失而引起骨质疏松症的主要原因。人到老年,特别是女性,随着年龄增长,人体内激素逐渐减少,骨质疏松是一个必然的规律。而运动是改善骨代谢、提高骨密度、预防和改善骨质疏松症的重要手段之一。

◇ 预防和改善心血管疾病

多数研究表明,经常进行有氧运动可以改善大脑皮层与植物神经的功能,动脉血管的弹性就会增大,伸缩性强,血液就能被顺畅地送到体内各组织器官,从而降低血压、有利心脏健康,还能降低甘油三酯和低密度脂蛋白胆固醇,提高高密度脂蛋白胆固醇,具有抗动脉粥样硬化的作用,可降低心血管疾病的发病率。2001 年,美国医学会发表的研究报告称,女性每星期步行 1 小时即可以将心血管疾病的危险性降低至从不步行运动者的一半。

◇ 治疗糖尿病

2017 年,国际糖尿病联盟(IDF)发布的第 8 版全球糖尿病地图显示,目前全球有 4.25 亿糖尿病患者。目前世界上公认运动疗法是治疗糖尿病的一项重要措施之一。适当的运动有利于减轻体重,降低血糖、甘油三酯,提高胰岛素的敏感性,改善血糖和脂代谢紊乱,还可减轻患者的压力和紧张性,使患者心情舒畅。美国糖尿病控制与预防中心的研究人员对 2,896 名年龄在 58～59 岁,患糖尿病 11 年以上的受试者进行研究,发现每周步行时间超过 2 小时的受试者与缺少锻炼的对照组相比,其死亡率下降了 39%。而死亡率最低的是每周坚持步行超过 4 小时的受试者。

◇ 强化心肺功能

呼吸是人生存的首要条件,没有氧气人是不能生存的。正常男子的肺活量为 3,500～4,000 毫升,女子的肺活量为 3,000～3,500 毫升,而运动员肺活量可达 5,000 毫升以上。坚持科学的运动锻炼,对人们的呼吸、循环机能的改进提高较明显,直接的影响是使人们体力充沛。

◇ 延缓衰老

一方面,运动可以促进皮肤血液循环,增强结缔组织的新生能力,延缓皱纹的形成,推迟容颜衰老。更重要的是,运动可以减缓身体的机能衰退速度。布莱尔(Blair)等人在1970年至1989年期间对美国9777名男性(20～82岁)进行含有氧性体力能力的跟踪调查,讨论体力与死亡率(生存率)的关系,得出的结论是:适当的运动在任何年龄阶段都是有效的,对延缓衰老、增进健康、延长寿命具有可能性。

◇ 帮助康复

运动对脑梗死、腹腔手术、肩周炎等患者具有康复的作用。患者可以通过运动刺激呆滞的神经,激活僵死的细胞,打通流动不畅的血脉,增进食欲,增加营养,从而加速康复。

◇ 增强抵抗力

经常锻炼可以使血液中的白细胞、红细胞和血红蛋白增加。红细胞和血红蛋白增加可以提高体内供氧水平与代谢能力。白细胞具有吞噬细菌和异物的作用,所以经常锻炼可以增加人体对疾病的抵抗能力。

◇ 改善更年期质量

研究表明,运动能有效地促进雌雄激素的分泌,增加激素的利用率,减轻更年期整个生理、心理负担,消除紧张情绪,调节体温,减少潮热感和出汗症状的发生,使肾上腺、性腺更健康,性欲保持时间更长,生殖器官更可保持弹性和滑润。

➤ 运动:健心良方

◇ 促进智力发展

运动是一种积极、主动的活动过程。在此过程中,练习者必须调整好自己的注意力,有目的的知觉、记忆、思维和想象。因此,经常参加健身活动能改善人体中枢神经系统,提高大脑皮层的兴奋和抑制的协调作用,使神经系统兴奋和抑制的交替转换过程得到加强,从而改善大脑皮层神经系统的均衡性和准确性,促进人体感知能力的发展,使得大脑思维灵活性、协调性、反应速度等得以改善和提高。经常参加健身活动还能使人在空间和运动感知能力等方面得以发展,使本体感觉、重力觉和触觉更为准确,从而提高脑细胞的耐受能力。

◇ 增强自信心

研究表明,运动可改善人的自我概念,带来流畅的情绪体验,并能培养人们的主体意识和活泼愉快、积极向上的精神。参加体育锻炼的内容和形式绝大多数是根据自身的兴趣、能力和条件等选择的,因此人们一般能够很好地胜任体育锻炼的内容,这有助于增强个体的自信心和自尊心。国内的一些研究表明,经常参加健身活动的学生比其他学生有更强的自信。

◇ 治疗心理疾病

当代心理学研究表明,焦虑和紧张的强度会随着身体运动的加强而逐步降低。激烈的情绪往往在体能的消耗中逐渐减弱,最后平静下来。这是因为,压力使能量抑制在体内,造成紧张和其他有害的影响,而运动有助于释放这种被抑制的能量,帮助个体忘掉郁积的失意和压抑。尤其是慢跑、散步等有氧运动,在减轻心理和身体症状方面有较好的疗效。

◇ 减轻应激反应

运动能减轻应激反应,这是因为运动可以降低肾上腺素感受体的数目和敏感性;再者,经常进行运动可以降低心率和血压,从而减轻特定的应激源对生理的影响。

◇ 促进人际关系

运动可以使人们产生亲近感受,解除戒心。在身体活动中,彼此不必用语言做媒介即可互相交往,产生亲近感,从而促进人际关系。通过群体的体育活动,促进人与人之间的接触和社会交往,满足人们的社会需要,从而实现对人的生物功能与社会功能的调控。

此外,运动还有消除疲劳、帮助睡眠、保持良好心境、培养坚韧的意志等作用。

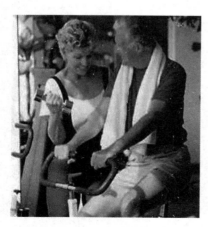
运动有助于促进人际关系

➤ 运动的风险

任何事情都有其两面性，运动也一样。

◇　运动成瘾

运动能使人上瘾。运动成瘾是对有规则锻炼生活方式的一种心理生理依赖。它有积极和消极之分。从归因的角度分析，前者能控制锻炼行为，而后者反受锻炼行为的控制。消极运动成瘾发展的极端是对运动的依赖性——运动者对运动本身产生了类似于对酒精、药物的精神依赖并难以摆脱。有的运动成瘾者一旦停止锻炼24 小时以上就会出现戒断症状，包括焦虑、易怒、肌肉痉挛、全身发胀和神经质。

运动成瘾的主要表现有：运动形式单一，每天身体活动有固定的时间表；锻炼者为了保证运动，渐渐把锻炼放在了优先于其他事务的突出地位；锻炼者的大运动量承受能力逐渐增加，更加导致反复运动的循环；有规律的运动一旦停止，则出现心境状态紊乱的信号，而一旦恢复运动，紊乱现象减轻或消失；锻炼者觉得自己非运动不可。

那些错过一次身体练习就会体验到消极情绪的人，或在身体疼痛和受伤的情况下也坚持锻炼的人可以被定义为运动成瘾。不过，目前学术界并不将此种现象视为变态现象。

◇　运动伤害

在运动中受伤是常见的情形。运动给人体造成的损伤主要为慢性积累性的损伤,其中肌肉和骨骼损伤,如肌肉拉伤、关节损伤等最为多见。有研究者回顾了运动和肌肉骨骼受伤的文献,发现有35%到65%的跑步者在过去几年中受过伤,且每周运动的人更可能持续受伤。损伤的危险性随着运动强度、频度、时间的增加而加大。

此外,运动时血压上升,可增加玻璃体视网膜出血的可能性,因此在运动中若出现胸闷、胸痛、视力模糊等症,应立即停止并及时处理。

再者,大强度的剧烈运动和过度训练会增加机体对疾病的易感性。运动的强度和数量与上呼吸道感染之间的关系呈"J"形曲线。比如,击剑、拳击等短时剧烈运动可使人的免疫功能暂时下降,当重复一次力竭运动时,免疫功能暂时下降也重复出现,且要持续数小时或几天才能恢复。

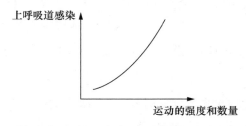

还有研究表明,过度运动会影响睡眠的质量和食欲。

◇ 运动致死

据运动医学专家研究表明,从事激烈、长时间的运动(如马拉松)时,身体会分泌一种类似鸦片、有麻醉作用的物质,称为因多芬。

它可使人在运动中感觉不到痛苦，尤其会失去心脏病发作的前奏感——胸部剧痛。加之剧烈运动使心跳加快，血压升高，使运动中心脏病发作的危险性大大增加。比如历史上第一个从马拉松镇跑到雅典的士兵菲迪皮得，当他刚传达了胜利消息后就倒地死去。苏联的世界著名长跑冠军库慈也是死于心脏病。

但是，很多研究也在为运动辩解。汤普森（Thompson，1982）回顾许多在运动中猝死的研究，发现他们大部分死于动脉粥状硬化的心血管疾病，或者有疾病的家族史。米特尔曼（Mittleman）等（1993）访谈了 1,200 多位患心肌梗死的患者，发现仅有 4.4％的患者报告他们在心脏病发前一小时进行剧烈运动。研究还发现，有运动史的人，一周运动少于 1 次的人比一周运动 5 次或以上的人有更多的可能性（将近 40 倍）在运动中心脏病发作。还有一项研究表明，那些不运动或静坐的人与参加体力活动的人相比，患癌症和心血管疾病的危险因素大 2 倍。

由此可见，运动并不那么可怕。关键是要进行有规律的、适量的运动，并且最好是在专业指导和监督下运动。

> ➤ 合理运动：给运动开处方

运动处方是指用处方的形式，根据参加运动者的身心健康状况和特点，通过身体检查，规定其运动项目、方法、强度、时间、次数及运动过程中的注意事项。它是指导人们有目的、有计划、科学锻炼的一种方式，是以保障健身运动的实效性和安全性为前提的。如何制订运动处方,科学指导健身,达到防病健身的目的,已成为全社会关注的问题。

除竞技训练运动处方外,临床治疗和预防保健运动处方的核心是有氧运动(指中等强度以有氧代谢为主的运动),它以增强全身耐力及心肺功能为主,如步行、慢跑、游泳、滑冰、登山、太极拳、自行车等户外运动,跑步机、功率自行车、组合健身器、健美操、乒乓球、羽毛球等室内健身的运动。具体选择何种运动方式,应根据运动者的心理、生理、兴趣爱好等因素而定。美国南加利福尼亚大学医学院赫伯特博士曾做过这样的实验:将患有神经过敏性紧张、失眠的30位老年人分为三组,甲组服用400毫克氨基甲酸酯镇静药,乙组不服药但愉快地参加运动,丙组不服药,但被迫参加一些不喜欢的运动。结果表明乙组的效果最好,而丙组的效果最差,这表明愉快的运动有利于心理健康,反之则有害无益。

运动强度是运动处方的主要内容之一。那么,怎样的运动强度是适宜的呢?运动强度一般用心率来表示,有多种计算方法。第一种计算方法是用170减去年龄,所得的数值如果约等于运动后的心率,则表示运动强度比较适宜。第二种计算方法是用运动后的最高心率减去安静时的心率,所得数不超过60次/分,则表示运动强度适当。

运动医学理论认为,运动效应是运动时间与运动强度的乘积。如运动时间较长,运动强度适当减小,反之运动时间短,强度可稍大一些。治疗师应当根据个体运动能力水平、体质健康程度,对运动时间和强度进行合理调整，一般每次运动时间不要超过 60 分钟。此外,对于老年人来说,不宜在早上参加运动,每天锻炼时间最好选择在傍晚,以晚饭后 45 分钟开始锻炼为宜。同时,运动时还需要注意天气情况,如遇大雾天气,要停止户外锻炼。

运动频度应根据运动强度、运动时间、个体需求、个人爱好及身体状况而定,最好每天坚持运动,有节律有计划地进行。如果不能坚持天天锻炼,但又想保持锻炼效果,要保持每周运动两次以上。研究表明不锻炼的肌肉很快会失去力量,因此,在 48～72 小时内必须再次使用肌肉以重建良好的体能。

运动处方确立的步骤一般分为了解锻炼者的基本情况、健康诊断、运动负荷测定、体力测定、制订运动处方、实施锻炼方案六个步骤。在实施锻炼阶段要注意循序渐进。并且,锻炼一个阶段后,应再次进行健康检查、运动负荷测定和体力测定,这样一方面可以评价运动处方测定实效和锻炼效果,另一方面可以根据身体的变化,修改和调整新的运动处方,使处方更有针对性和实效性。

第三章

健康杀手:几种与心理有关的疾病

一、人类健康的"头号杀手":心血管疾病

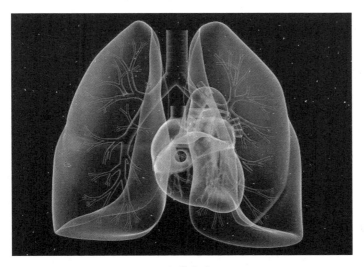

心血管疾病

➤ 心血管疾病知多少

◇ 定义

心血管疾病是指心脏及其相邻的大血管如主动脉、肺动脉、腔静脉及肺静脉等的病变,包括心脏病、中风、高血压等。常见的心血管病有先天性和后天性之分。先天性心血管疾病是心脏和大血管在胎儿期发育异常引起的;后天性心血管疾病则为出生后发生的,如动脉粥样硬化性心脏病、高血压性心脏病、肺心病以及心肌病等。

◇ 危害

心血管疾病是全球第一大死亡原因。2012 年,约有 1,750 万人死于心血管疾病,占全球死亡总数的 31%。这些死者中,估计 740 万人死于冠心病,670 万人死于中风。它的发生几乎覆盖所有的社会阶层,包括大批青壮年人口。

心血管疾病增加了患者失能和残障的机会,使患者不同程度地丧失劳动和生活能力,造成家庭和社会的劳动力损失和经济损失。有研究指出,心血管疾病发生后有 2/3 以上的患者不能完全康复;曾有冠心病发作史的人群,猝死的发生率是一般人群的 4～6 倍;冠心病患者中 18% 的人会复发,7% 的男性和 6% 的女性会发生猝死,22% 的男性和 46% 的女性会发展为心衰而致残。

心血管疾病患者常常伴发抑郁和焦虑症状。由于心血管疾病是长期不良刺激和躯体内因综合造成的慢性病,所以患者在反复多次发病后,会出现各种负性情绪而引发抑郁,研究表明心血管疾病患者中抑郁症患病率约在 16% ~23% 之间,抑郁是患心肌梗死后18 个月死亡的一个重要预测因素;焦虑是另一种心血管病患者可能出现的负性情绪,它是因为患者身心方面高度紧张而引发的,表现为胸痛、高血压、类心衰症、心律失常等。资料显示,焦虑是增加心源性猝死的危险因素之一。

由于心血管病是一种慢性病,病程长、可致残,因此会给患者的家庭带来巨大的经济负担。此外,由于心血管疾病患病率的增加,使居民对卫生服务的利用增加,再加上疾病构成的变化和高科技医疗技术的应用,导致医疗费用上涨速度过快,超过了国民经济和居民收入的增长速度,从而加大了国家、企业和个人的负担,造成沉重的社会经济负担。据有关人士估计,中国每年因此花费的医疗费及因此造成的劳动力损失至少达 2,050 万元,比其他任何疾病造成的损失都大。

> ### 心血管疾病因何起

心血管疾病的发生和发展与遗传、性别、基因、年龄等不可变的先天因素有关。同时,它也和高血压、血清胆固醇含量、糖尿病或糖耐量下降、左心室肥厚、向心性肥胖、吸烟、饮酒、缺乏锻炼、口服避孕药、抑郁、焦虑等可变的生理、行为和心理社会因素密切相关。

◇　先天因素

遗传因素是一种已经被广泛认可的心血管疾病的先天危险因

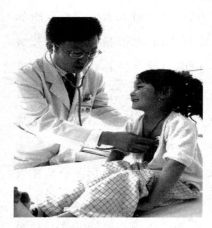

先天性心脏病患儿

素。许多研究都不约而同地证明，家族中有心血管病史的人比其他人更易患此疾病。这种遗传倾向并非一对基因的单纯作用，但遗传对心血管疾病似乎是一个危险因素。

性别可能是另一个先天危险因素。研究发现，男性似乎比女性较早发生心血管疾病，而荷尔蒙是一种可能的解释。雌性激素能够为心脏血管提供一些保护，而雄性激素有一些损害结果。不过也有人反对这一观点，认为它过于单纯化。

年龄也是一个已被证实的先天危险因素。年老者比年轻者更容易发病，且危险性、死亡率随年龄的增长而增加。

另外，早发型糖尿病对心血管疾病来说也是一个先天危险因素。患早发型糖尿病的人死于心脏病的概率是血糖代谢正常者的两倍。

◇ 生理因素

另一类心血管疾病的危险因素包括高血压、血清胆固醇含量等生理因素。

高血压在心血管疾病中是一个最重要的危险因素。它对人体的危害严重，有着患病率高、致残率高、合并症死亡率高的特点，可对人体心、脑、肾等重要器官造成危害，增加患心血管疾病的危险。许多研究表明，血压是动脉硬化最好的预测因子。2017年，中国医学科学院阜外心血管医院蒋立新博士在《柳叶刀》发表论文，研究了中国高血压病的流行病学现状。结果显示，中国成人高血压病的现患率37.2%，知晓率36%，服药率仅为22.9%，控制率更是低至5.7%。也就是说100个成年人中有37人是高血压患者；而在这些高血压患者中，24个人不知道自己患病；只有8个人吃药、2个人血压达标；其余的35个人血压处在可怕的失控状态。

高血清胆固醇含量是另一个易患心血管疾病的重要生理因素。胆固醇来自人们的日常饮食，是人类生活所必需的物质，但是胆固醇含量过高却是非常危险的，并可能导致心血管疾病。血胆固醇水平与冠心病死亡率之间呈线性相关，胆固醇水平每增加1%，冠心病死亡率就会增加2%。研究发现，胆固醇含量与心血管疾病的关系是持续的，当胆固醇含量增加至245mg/dl（血清胆固醇含量以血清中每分升的胆固醇中有多少毫克表示）以上，心血管疾病的危险比胆固醇含量低于180 mg/dl的男性增加3～4倍。随着我国生活方式的急剧转变，人们的血胆固醇水平快速增高，《中国成人血脂异常防治指南（2016年修订版）》显示，中国成人血脂异常总体患病率高达40.40%，这也导致了心肌梗死患病率和死亡率均急剧升高，而且显著年轻化。

◇ 行为因素

第三类心血管疾病的危险因素是一些不良的生活方式和行为

习惯。

吸烟、酗酒均可使人的血压升高、破坏血管内皮细胞，促进动脉硬化。高盐饮食、高脂肪饮食，尤其是动物脂肪及其内脏，高热量、高糖、低纤维素饮食和缺乏体力活动、缺乏锻炼所引起的肥胖、糖尿病等均可导致和加重心血管疾病。

国内的一些研究发现，在心血管疾病的死因分析中，行为因素和心理社会因素对心血管疾病的作用已经超过了传统的生物因素，成为与死亡相关的首位因素。

◇ 心理社会因素

随着健康模式从生物医学模式向生物心理社会医学模式转变，心理社会因素在疾病发生发展中的作用越来越受到人们的重视。20世纪70年代以来，国外对心理社会因素与心血管疾病发病的关系进行了大量的研究，证实心理社会因素也是促发心血管疾病的危险因子之一。

纽约的鲁然斯基（Rozanski）等指出，心血管疾病的发生发展与焦虑、抑郁、人格特征、社会孤立、慢性生活应激等心理社会因素密切相关，并且心理社会因素可通过不良的生活方式和行为习惯（如吸烟、酗酒），持久紧张的高负荷工作（如生活节奏）等引发心血管疾病。

抑郁障碍

在临床工作中，心内科医生们常常发现抑郁障碍和心血管疾病在很多方面相互联系，两者的共患率很高。许多研究证明抑郁障碍是心血管病发病和死亡的确切危险因素。许多学者认为心血管疾病与抑郁障碍互为因果关系。

生活事件

生活事件与心血管疾病之间的关系也是不容忽视的。曾爱琼等（2002）的调查发现，心血管患者的生活事件总刺激量得分远高于正常人，这说明心血管患者在疾病成因中，受到的精神刺激比正常人多。在所有生活事件中，负性事件对心血管疾病的影响更大，负性事件所引起的强迫、抑郁、焦虑等情绪可引起心动过速，血压上升。二战期间，人们因高度精神紧张，心血管疾病发病率大幅上升，由心血管疾病引起的死亡大增。1984 年洛杉矶大地震时，许多人并非死于天灾，而是死于因恐惧引发的心性猝死。美国"9·11 事件"，人们因遭受惊吓，由此引发心血管疾病的并发症剧增。这些事实都说明社会环境因素对心血管疾病有相当大的影响。

职业紧张

作为生活应激的重要组成部分，职业紧张与心血管疾病的关系成为近年来职业流行病学研究的重要领域。职业紧张（Job Stress）是指在某种职业条件下，客观要求与个人适应能力之间失衡所带来的生理和心理压力。目前，国内外的大量研究证明，职业紧张有使冠心病、高血压和心肌梗死等心脏疾患发病率和死亡率升高的趋势。一方面，职业紧张可引起神经内分泌系统的变化，导致左室肥大，儿茶酚胺、皮质醇水平增高，心肌电稳定性下降，心率升高，从而使高血压、高脂血、颈动脉硬化、心律失常等的危险大大增加；另一方面，长期处于职业紧张状态可引发一些不利于健康的行为，如吸烟、饮酒、高脂饮食、滥用药物和缺乏体育锻炼等,从而间接地增加心血管疾病发生的危险。

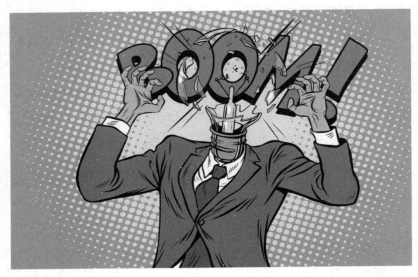

焦虑的人

A 型行为(A 型性格)

A 型行为是导致个体冠心病发病的重要危险因素,是一种具有强烈竞争意识、高度时间紧迫感和敌意倾向的人格类型。

1978 年,美国心肺和血液研究所宣布确认 A 型行为是引起冠心病的独立危险因素,在心血管方面可表现为胸痛、气急、心动过速、猝死。康纳斯—鹿特丹协作组对 3,365 人进行了 10 年随访,结果发现在欧洲具有 A 型行为的冠心病患者中,发生心绞痛及致命性心脏并发症的概率是具有 B 型行为(顺从、沉默、抱负少、节奏慢以及缺乏主见等特征)的冠心病患者的 2 倍。国内的调查结果也基本与此一致。

小测试 你是 A 型行为的人吗?

(非专业问卷)

请在你认为最能代表你行为的数字上画圈,5 代表介于两者之间,0 代表完全符合左边栏目的表述,10 代表完全符合右边栏目的表述:

1. 对约会满不在乎 　0 1 2 3 4 5 6 7 8 9 10 　从不迟到

2. 没有竞争意识 　0 1 2 3 4 5 6 7 8 9 10 　有很强竞争性

3. 认真倾听别人说话 　0 1 2 3 4 5 6 7 8 9 10 　在别人讲话时,
　　　　　　　　　　　　　　　　　　　　　总想有所表示
　　　　　　　　　　　　　　　　　　　　　(点头、打断、替
　　　　　　　　　　　　　　　　　　　　　他们将话说完)

4. 从不感到匆忙(即使 　0 1 2 3 4 5 6 7 8 9 10 　总是很匆忙
　与"总是很匆忙"对齐)

5. 能够耐心等待 　0 1 2 3 4 5 6 7 8 9 10 　等待时没耐心

6. 漫不经心 　0 1 2 3 4 5 6 7 8 9 10 　全力以赴地工作

7. 每次只做一件事 　0 1 2 3 4 5 6 7 8 9 10 　试图每次同时
　　　　　　　　　　　　　　　　　　　　　做很多事

8. 缓慢地、谨慎地讲话 　0 1 2 3 4 5 6 7 8 9 10 　讲话时语气声
　　　　　　　　　　　　　　　　　　　　　调很强

9. 只考虑自己是否满意 0 1 2 3 4 5 6 7 8 9 10　　希望自己努力的结果能得到别人的认可

10. 做事情很慢　　　　 0 1 2 3 4 5 6 7 8 9 10　　动作很快(吃饭、走路)

11. 悠闲轻松　　　　　 0 1 2 3 4 5 6 7 8 9 10　　紧迫感

12. 将情感表达出来　　 0 1 2 3 4 5 6 7 8 9 10　　将情感深藏起来

13. 对外在事物感兴趣　 0 1 2 3 4 5 6 7 8 9 10　　对外在事物几乎没什么兴趣

14. 对工作感到满意　　 0 1 2 3 4 5 6 7 8 9 10　　雄心勃勃

测试结果：

把你所选的 14 个数字相加，然后再加 14，所得的分值就是你的得分。

得分 104～143　　　极端的 A1 型(10%)

得分 91～103　　　A2 型(40%)

得分 65～90　　　　B3 型(40%)

得分 10～64　　　　B4 型(10%)

如果你是 A 型行为者，由于你对自己有比别人更高的要求，所以你在成就任务上就得付出更多的努力。虽然你会在工作和学业上比别人取得更好的成绩，但是，A 型行为对于你的成功来说可能既是一种资产也是一项债务。

真正能让 A 型行为者奋起的条件是竞争，但是你知道吗？只要告诉 A 型行为者另外一个人正在与他竞争,他的血压和心率就会立即上升,所以,A 型行为者比别人更有可能患心血管疾病。当然,我们不能因此放弃竞争心与高要求,因为大量证据表明,A 型行为本身未必会引起健康问题,但 A 型行为者很可能出现的敌视与愤怒的情绪会让他们处于疾病的威胁之下。如果你是 A 型行为者,赶紧检查一下自己的心理,及时调整良好的竞争心态吧。

➤ 心血管疾病:防治并举

目前,心血管疾病已成为全球最主要的健康问题之一,同时也是世界上最严重的公共卫生问题之一。因此,对心血管疾病要实行公共卫生控制策略,通过改变生活方式、心理行为治疗和药物干预,有效地阻止心血管疾病的发生和发展,从而使心血管疾病的防治策略与措施更加科学有效。

◇ 优化生活方式

据世界卫生组织和我国的卫生经济学专家预测,如果我们仍然停留在目前忽视预防,把大量人力、物力和财力集中于心血管疾病下游与终末期的救治上,那么在未来的二三十年间,我国用于疾病晚期的介入与搭桥手术等的花费可能占国民经济总收入的 24%～30%。因此,更新理念、转换模式、从下游救治转向上游预防是当务之急。

世界卫生组织指出,大多数心血管疾病可以通过面向全民的战略解决,通过减少烟草使用、不健康饮食和肥胖、缺乏身体活动和有害使用酒精等危险因素而得到预防。可见,优化我们的生活方式,改变不良行为习惯对防止心血管疾病有很大的作用。

小知识 预防心血管疾病的行为策略

• 合理膳食:应避免经常食用过多的动物性脂肪和含胆固醇较高的食物,如:肥肉,肝、脑、肾、肺等内脏,鱿鱼、猪油、蛋黄、鱼子、奶油及其制品,提倡饮食清淡,多吃蔬菜水果,多食富含维生素 C 和植物蛋白的食物。40 岁以上者尤应预防发胖。

• 适当的体力劳动和体育运动:参加一定的体力劳动和体育活动,对预防肥胖、锻炼循环系统的功能和调整血脂代谢均有益处。运动方式可以是个性化的,如散步、慢跑、太极拳、登山等。运动频度每周 3～5 次,每次 30～60 分钟。

• 合理安排工作和生活:生活要有规律,保持乐观、愉快的情绪,避免过度劳累和情绪激动,注意劳逸结合,保证充分睡眠。

• 不吸烟、避免被动吸烟、控制饮酒量、不饮烈性酒。

• 积极治疗相关疾病:如高血压、肥胖症、高脂血症、糖尿病和有关的内分泌疾病等。

• 保持心理平衡,减轻精神压力:学会控制情绪,遇事不怒,乐观豁达。

此外，心血管疾病的预防不能仅着眼于中老年人群，更要从儿童和青少年抓起。国内外研究表明，成年人心血管危险因素起始于儿童青少年时期，是儿童青少年时期隐患的暴露或疾病的继续。此外，由于成年人的生活习惯和行为方式是在他们成长的过程中逐渐形成的，与其被迫试图改变早已建立起来的习惯，不如早期预防那些有害健康行为的形成。因此，从小培养孩子们逐渐养成健康的生活方式，对于推迟或减少成年期疾病的发生以及提高生命质量具有重要意义。

◇　生物医学干预

目前，心血管疾病的治疗方法包括传统药物治疗、外科手术、介入治疗等。常用的药物治疗包括使用血栓溶解剂、抗凝血剂、β-肾上腺素阻滞剂、钙通道阻滞剂、他汀类药物等。介入治疗包括血管内支架植入、搭桥手术、心导管术等。

药物、手术、介入这三种方法因患者病情的差异而各有优劣。将来的发展趋势是建立由心脏内外科共同组成的治疗中心，对患者进行综合治疗，三种方法兼顾。

◇　心理疗法干预

大多数心血管病属于心身疾病，而且心理、行为因素在心血管疾病的发病机制中占有重要地位。因此健康心理学家可以通过心理学的干预手段对心血管疾病进行有效控制和治疗。

行为疗法对心血管疾病具有独特疗效。从广义上说，行为是个体赖以适应环境的一切活动，因此，脏器活动也是一种行为。心绞

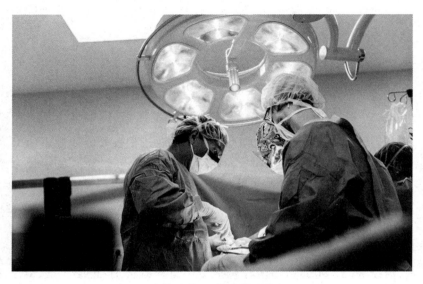

生物医学干预：手术治疗

痛、高血压、心律失常是一种因不适应而产生的病理行为，人们可以通过学习来调整改变这种病理行为，建立新的健康行为并取而代之，从而获得抗心绞痛、降压、抗心律失常的效果。此外，行为疗法也可以减少药物的不良反应和药源性疾病。常用的心血管病行为疗法有行为调整法、行为指导法、行为塑造法、自我训练法、默想松弛法、生物反馈法等。

二、被死神"盯梢"的疾病：癌症

众所周知，新中国的第一位总理周恩来死于膀胱癌。在他逝世 30 周年纪念日之际，中央电视台采访了他的保健医生张佐良，请他回忆总理在那段时间的情况：

1965 年间，周总理的工作很辛苦，他上床睡觉的时间多半在下半夜，他常常在凌晨两三点到卧室，手里还抱着 20 多厘米厚的一摞文件。其实那时候，他就已经有心脏病，刚开始得冠心病，有心绞痛发作。

那段时间，因为外宾比较多，而且很多人都被打倒了，因此总理身边没有帮手，所有的事情只能一个人做。很多人认为总理的病也和心情不舒畅、工作量大、精神压力大有关系。

1972 年 5 月 12 日，张佐良在为总理做常规尿检查时发现四个红细胞，疑似肿瘤。他前思后量了一整天，决定和邓颖超商量，最后在邓颖超的建议下，向总理提出要查一查。总理同意了张佐良的请求，但却一直没有过问自己的检查结果。总理患膀胱癌的事实在 1972 年 5 月 18 日就已得到了确认，但是他自己是在近一年以后，出现尿血症状时才知道自己已经身患癌症。

在确定了自己的疾病后，周总理照样工作，什么话也没讲，也没说吃不好，睡不着，他认为人总是有生就有死，是自然规律，谁也阻挡不了。他常说：我们在过去几十年里，有那么多同志都牺牲了，我们是幸存下来的，所以也到了这个年纪了，又发生一点意外，没有死的人感到意外，死掉的人没什么意外，该到这个时候了。

1973 年,总理在出现尿血症状以后,就立即去玉泉山做了手术。从治病的角度,他应该继续休息,并接受灌注治疗,数量应达到五至六次。但是,总理只在山上住了不到两周,灌注治疗也只做了一两次。

第一次手术之后,总理的工作量一点也没有减少,作息时间也没有调整,反而比以前更忙了。

1974 年的年初,由于总理病情加重,医生建议他进行第三次手术,周恩来没有同意,他在批示中说"此事不予考虑"。而正是这些忙碌的工作,加速了总理病情的恶化。

1974 年 5 月 30 日,总理出现了频繁尿血的症状,这一次他不得不离开中南海,住进了 305 医院。入院后的总理已经很明白自己的身体状况,但是当时的形势仍然让他无法停止自己的工作。

1975 年 10 月 20 日,第五次手术后,总理就再也没有从病床上下来,直到 1976 年 1 月 8 日,总理与世长辞。

➤ 癌症知多少

癌症是一种细胞的疾病,是人体器官组织的细胞在各种内在和外界的致癌因素长期作用下,逐渐发生持续性异常增生(繁殖)所形成的新的生长物或新生物。

癌症的一项重要特征是它们不像正常细胞一样彼此互相强烈

附着。因此它们可能借由血液或淋巴系统散布到身体的其他部位（称为转移，metastasis），并干扰这些部位的正常功能。癌症可以以直接或间接的方式导致人的死亡。比如癌细胞可以扩散到一个人赖以维持生计的器官，如脑或肺脏，然后通过竞争夺走大部分器官组织存活所需的营养物质而使这一器官衰竭，这是直接的方式。此外，癌症这种疾病本身会使患者变得虚弱，引起大量疼痛反应，引发患者的抑郁情绪等，使患者的生命质量下降，生存时间缩短；且疾病与治疗两者都可能对患者的食欲、抵抗力等造成不良影响，从而引发死亡，这些是癌症致命的间接方式。

癌症的种类繁多，目前为止人们发现的已经超过 200 种，大致可以归为癌、肉瘤、淋巴癌和白血病。

癌（carcinomas）：上皮组织（表皮、真皮、皮肤腺体）的癌症。乳腺癌、前列腺癌、结肠癌、肺癌、胰腺癌等都属于癌，人类 85％的癌症都属于这一种。

肉瘤（sarcomas）：来源于脂肪、肌肉、骨骼等结缔组织的癌症，如骨癌等。

淋巴癌（lymphomas）：淋巴系统的癌症。如何杰金氏病（Hodgkin's disease）、非何杰金氏淋巴瘤（non-Hodgkin's lymphoma）等。

白血病（leukemia）：一种影响机体造血系统的癌症，由白血球细胞过度增生而引发。

目前，肺癌是全球最主要的癌症，无论是发病率还是死亡率均居首位。除此以外,发病率最高的癌症为女性乳腺癌、结直肠癌和前列腺癌;死亡率最高的癌症为结直肠癌、胃癌和肝癌。

癌症已经严重威胁着人们的健康。调查显示,2018 年全球范围内有 1,810 万癌症新发病例和 960 万癌症死亡病例。国家癌症中心统计显示,2015 年我国恶性肿瘤发病约 392.9 万人,死亡约233.8 万人。2005—2015 年,恶性肿瘤发病率每年保持约 3.9% 的增幅,死亡率每年保持 2.5% 的增幅。值得注意的是,近年来我国甲状腺癌发病率上升相对明显。

> ## 什么让癌症与人类愈走愈近

引发癌症的因素有很多,目前已知的包括不良行为习惯、环境因素、心理社会因素以及遗传等。

◇ 行为方式

吸烟导致肺癌已经得到公认。不仅如此,吸烟还可导致其他部位的癌症,如喉癌、膀胱癌、唇癌、舌癌、口腔癌、食道癌、胃癌、结肠癌、胰腺癌、肾癌、宫颈癌、乳腺癌、白血病等。控制吸烟可减少大约80% 以上的肺癌和 30% 的总癌症死亡,因此,控制吸烟对癌症的预防意义重大,这包括关注吸烟人群以及受二手烟侵扰的两类人群。

除了吸烟以外,饮食行为是与人类癌症关系最密切的因素。不良的饮食习惯、营养不平衡,营养摄入不足或过多,都是引发癌症的重要因素。如高脂肪、高蛋白食物可增加结肠癌、前列腺癌、乳腺癌的发病率;高胆固醇含量的摄取会增加患肺癌的危险性;高盐饮食是产生食道癌的主要原因；大量饮用咖啡同胰腺癌的发病关系密切；过量食用辛辣食品将促进癌细胞的生长；碘缺乏可引起甲状腺肿大，进而发展为甲状腺肿瘤，还可促进与激素有关的乳腺癌、子宫膜癌及卵巢癌的发生等。

感染和癌症之间也有着密切的关系。如乙肝病毒（HBV）及丙肝病毒（HCV）与肝癌，人乳头瘤病毒（HPV）与宫颈癌，幽门螺杆菌（HP）与胃癌，EB 病毒、B 淋巴瘤与鼻咽癌，人 T 细胞 I 型病毒和 T 细胞白血病，HIV 和非霍奇金淋巴瘤，血吸虫和膀胱癌及结肠癌，肝吸虫和胆管肉瘤等。这些病毒可以通过输血、性行为等进行传播，较难控制，目前可行的办法是通过接种疫苗进行预防。

此外，饮酒、染发等与癌症之间也存在着一定的关系。

小知识　预防癌症重在饮食

采用均衡营养饮食　目前认为人体最少需要 42 种必需营养素，才能保证机体处于正常的生理状态。合理的营养是保证健康、预防癌症的首要条件。高脂肪、高蛋白、低胆固醇、低维生素，缺乏纤维素、维生素及微量元素，都是引起癌症的祸根。

多摄入富含维生素 A、C、E、胡萝卜素的食物　血浆维生素 A 低者患肺癌危险增加 2 倍。胡萝卜素低者患胃癌危险增加 3.5 倍；维生素 C 低者患食道癌、膀胱癌、肾上腺癌的概率明显上升；维生素 E 血中水平低下者患唇癌、口腔癌、咽癌、皮肤癌、宫颈癌、消化道、呼吸道、泌尿道等上皮癌概率均增高。

摄入必要的纤维素　纤维素虽然不能为人类提供营养,但它能使肠道通畅,及时清除粪便及毒素,保护肠道黏膜免受有毒物质,特别是致癌物的侵袭。每天摄入 30 克左右的纤维素,有利于预防大肠癌。蔬菜、水果、芽菜类和全谷类食物为膳食纤维最佳的来源。

多选用自然、新鲜、未加工、不含色素和添加剂的食品　避免被致癌物质如二恶英、黄曲霉毒素、N—亚硝基化合物等污染。

避免长期食用高脂肪、高蛋白食物　高脂肪食物除了对心脏有危害外,还可增加诸如结肠癌、前列腺癌及乳腺癌的发病率。食物中饱和脂肪含量在 15％以上,患肺癌的危险比一般人高出 6 倍。美国研究人员对 690 例肾癌患者与 707 名健康人进行对照调查。表明总蛋白摄入量较高者的患癌风险为最低者的 2 倍。蛋白质摄入量最好限制在 0.8 克～1.6 克/每千克体重/日为好。

避免高温油炸及油炸反复多次应用　高温油炸及反复多次的炸油中会产生很多有害物质,潜存着致癌因素。

避免腐败变质食物　最好不吃或尽量少吃酸菜、泡菜、咸菜、腌菜、腌鱼、腌肉、腌蛋以及熏制鱼肉、发酵食品。不吃畸形、变色以及质味异常的禽畜水产。严禁食用一切霉变或腐败食品,特别是花生、玉米及其制品,以免致癌物质的侵入。烧得焦糊的食物中的苯并(α)芘(一种强的致癌物质)要比普通食物增加 10～20 倍。

勿饮用过量的酒或咖啡、勿吸烟　酒精的反复刺激,可引起慢性咽喉炎、食道炎、胃炎以及肝硬化等病变,并在此基础上诱发口腔、咽喉、食道、胃肠、胰腺、肝脏等恶性肿瘤。大量饮用咖啡，同胰腺癌的发病有密切关系。吸烟可引起肺癌等更是众所周知。

常食富含镁、硒、碘、锌、钼、硫、钾、镍、锰、铁等微量元素的食物
微量元素摄入不足，必然使人体的抗癌防线出现薄弱之处而导致癌症。如肠道、前列腺、乳腺、卵巢和肺等器官癌症及白血病，均与膳食低硒水平有显著关系。低钼易导致消化道肿瘤。碘缺乏可引起甲状腺肿大，进而发展为甲状腺肿瘤，还可促进与激素有关的乳腺癌、子宫膜癌及卵巢癌的发生。

饮食不宜过冷过热以及过分辛辣　这些食物长期刺激口腔、咽喉和食道，久之使这些部位的上皮细胞癌变。

（摘自《家庭医学》2005 年 9 月之《预防癌症重在饮食》）

◇ 环境因素

气象环境是癌症不可忽视的危险因素。比如，皮肤癌的高发地区在赤道附近，赤道地区过量的紫外线照射，致使皮肤癌患者显著增加。澳大利亚发病率最高的一种癌症就是皮肤癌，它好发于皮肤的暴露部位，这就有力地证明了皮肤癌与气象因素中的日照有关。再如，食道癌多在温带与亚热带过渡地带。据分析，在这样的气候带，一些在碱性环境中活跃的元素（如铝等），会随地表水或地下水流失，从而引起植物体内亚硝酸盐的增加。又由于天气干旱，水土有机质含量低，新鲜蔬菜少，人们大多吃腌菜或干咸菜之类，其亚硝酸盐含量又较高,这些因素都会促使人体的亚硝酸铵增多,大大增加患食道癌的概率。此外,研究还表明气温和气压的高低与肿瘤的发生与发展有联系,在偏低气温环境下肿瘤细胞的代谢较缓慢;在低气压情况下,恶性肿瘤也会受到抑制。

环境污染也是一个危险因子。中国科学院一份关于我国环境与健康的研究报告显示,在癌症、心脑血管疾病、糖尿病等高危病种的发病因素中,因环境污染而患病的占 75%。生活碱性水的污染,空气中 PM2.5 的污染,土地中重金属污染,臭氧层大气污染,甚至无处不在的电器辐射也可能导致我们体内癌变基因苏醒。

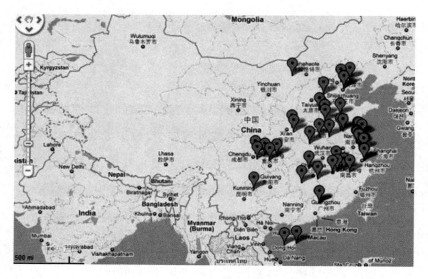

中国癌症村地图

此外，食品污染也对癌症产生影响。比如，人们用于保存食品的工业用硝酸盐（作防腐、发色剂）在细菌作用下很快成为亚硝酸盐；食品包装材料，如涂石蜡中的苯并（a）芘等都是很强的致癌物质；农业上广泛使用的化学农药，使环境、农作物受到污染，其中三氧化二砷及其无机砷制剂、一些金属毒物，以及未经处理就排放到河内或用于灌溉农田的工业废水都可能致癌。

◇　心理社会因素

大量研究证明癌症的发生与社会心理因素有关，如压力性生活事件、压抑情绪、性格等。这些社会心理因素不但可能引发癌症，还与癌症患者的存活时间、生活质量有着密切的联系。

以目前的观点来看，心理社会因素对肿瘤产生的多重影响可以通过以下三种心理生理学途径实现：

• 消极情绪可对大脑皮层产生直接作用：苏联学者早就致力于中枢神经系统的变化与恶性肿瘤之间关系的研究。在动物实验中，他们发现用电击或其他创伤性刺激引起实验动物中枢神经系统的过度紧张，可促使"自发性"肿瘤的产生。

• 不良的社会心理因素可引起内分泌功能的失常：许多研究资料表明，不同类型的应激会引起神经内分泌的变化，由此导致激素间和激素与受体间的相互作用失调，从而促使肿瘤细胞的快速生长。

• 不良情绪影响免疫功能：在健康的人体内，虽然正常细胞也存在着发生突变而成为癌细胞的可能，但人体的免疫系统能在这些细胞增殖之前，及时地将它们破坏和消灭。然而如果人们的情绪长期不好，会使免疫功能下降和免疫监控失常，从而对癌细胞的肆虐束手无策。所以，强烈的情绪刺激可导致免疫功能受抑制，这也是促使肿瘤发生的一个重要因素。

对于那些已经患癌症的人来说，他们会因为疾病而产生各种心理反应和行为表现，诸如焦虑、郁闷、压抑、沮丧、恐惧、愤怒、绝望、否认等负面情绪，萌生绝望感和被抛弃感，引发回避行为、拒绝配合治疗的行为，甚至是自杀行为。据有关资料统计，癌症患者中有心理障碍者达 92％以上。这些消极的心理反应和行为反过来又会加重患者的病情、影响治疗和疾病恢复，大大降低患者的生活质量和幸福感。

癌症性格

心血管疾病与 A 型行为有着密切的联系，那么癌症是否也与某种性格特征有关呢？

美国霍普金斯医学院的托马斯（Thomas）教授曾对 1,337 位学生进行了长达 18 年的观察，发现性格内向、性情孤僻、感情抑郁的人，往往长期处于孤独、矛盾、失望、压抑的状态，这种状态会影响人体内环境的平衡，从而破坏免疫系统的监督功能，减弱人体的抵抗力，使人易于罹患癌症。

英国心理学家艾森克（Han Eysenck，1988）报告了一个历经十年的研究成果，其中指出那些认为亲密的人际关系非常重要，面对压力时会产生无望及无助感，对生活事件的反应非理性、非情绪化，且不容易表达强烈的情绪感受(如生气或害怕)的人,有 45% 以上死于癌症,远高于研究中其他几种类型人患癌症的概率。后人同样的研究也证实了这一结果。

此外,还有许多学者用实验证实了那些有无助感,抑制自己的情绪,处于抑郁、孤独状态的人容易罹患癌症。

基于这些研究结果,有人提出了 C 型性格的概念,即癌症性格。

癌症性格的具体表现是:性格内向,表面上逆来顺受、毫无怨言,内心却怨气冲天、痛苦挣扎,有精神创伤史;情绪抑郁,好生闷气,但不爱宣泄;表面上处处牺牲自己来为别人打算,但内心又不情愿;尽量回避各种冲突,不表现负面的情绪(特别是愤怒);对他人缺乏信任;与人交往有一种不安全感;生活中一件极小的事便可使其焦虑不安,心情总是处于紧张状态;缺乏自信心,对任何事情都感觉没有希望,自觉事事无能为力;害怕竞争、逃避现实,企图以姑息的方法来达到虚假和谐的心理平衡等。

癌症性格给人的印象常常是个人修养、人际关系不错,他们克己、自我牺牲、合作让步、谦逊、有耐心、服从权威、脾气好。但事实上这些只是表面现象,实际上他们的内心世界充满了矛盾却又不敢表露、发泄,不敢面对现实,他们以回避的办法来求得暂时的和谐。

小测试 你是 C 型性格吗?

(非专业问卷)

怎样辨别自己是不是 C 型性格呢? 以下问卷可以供您参考:

1. 当你感到强烈的愤怒时能否把它表达出来？

2. 你是否在任何情况下都尽可能把事做好，没有怨言？

3. 你认为自己是个可爱的人、很好的人吗？

4. 你是不是在很多时候都觉得自己没有价值？你常常感到孤独，被别人排斥和孤立吗？

5. 你是不是正在全力做你想做的事？你满意你的社交关系吗？你能常常发挥你的潜力吗？

6. 如果从现在开始你只能再活半年，你会不会把正在做的事情继续下去？

7. 如果有人说你的病已到晚期，你是否有某种解脱感？

理想的答案是：(1) 是 (2) 否 (3) 是 (4) 否 (5) 是 (6) 是 (7) 否

如果你的答案与理想答案有两个以上相反，就说明你可能具有C型性格的特性。但你也无须惊慌，可以以此为起点，学习正确对待和应对生活的事件和不良情绪，防患于未然。

◇ 遗传因素

恶性肿瘤的发生是多种因素共同作用的结果，其中遗传因素大约占 4%～6%。目前，乳腺癌、胃癌、肠癌、肺癌、肝癌和胃癌这 6 种癌症在医学上已经认证可通过染色体信息进行遗传。所以，当亲人患病，我们也会有一定的患癌风险。

➢ 我们可以为癌症患者做些什么

◇ 生物医学干预

对于癌症，生物医学干预的手段目前包括手术、化疗、放疗、骨髓移植、免疫治疗、靶向治疗等。

手术是其中较常被使用、最易被患者所接受的一种治疗方法。如果癌症是局部化的，手术可能是非常有效的方法；而如果癌症已经扩散，手术可以用于除去较大面积的癌细胞，而剩下的可以用其他方法除去。

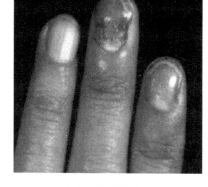

化疗后指甲损害

在化疗中，患者接受力量强大的药物，这些药物在患者的全身循环，从而达到杀死那些分裂迅速的细胞的作用。但化疗的一个问题是这些药物不仅杀死那些迅速分裂增生的癌细胞，也杀死那些迅速分裂的正常细胞，如骨髓细胞、头发毛囊等，所以可带来免疫力下降、口腔痒、脱发、恶心、呕吐、内脏器官损坏等副作用。正因如此，对许多患者来说，化疗是非常令人厌恶、难以忍受的。所以，一些患者出现了放弃治疗或逃避治疗的行为，延误了病情，降低了疗效。也有一些患者在几次治疗后，出现吃药前就开始呕吐的情况，甚至一想到治疗就开始呕吐，这就是心理学上的预期性焦虑，这种预期性焦虑发生在 20％～25％持续接受化学治疗的患者身上。

所谓放疗,就是用高剂量的放射线破坏身体的细胞或使之不能增生。它常和手术以及化疗结合使用,约有一半的癌症患者能够接受放疗。放射治疗是无痛的,但也可能会引起一些副作用,主要视肿瘤的类型、部位、大小、放射剂量等因素而定。接受放疗的患者可能会经历恶心、呕吐、丧失食欲、失去生育能力、骨髓功能降低等痛苦。目前,国际公认的放疗尖端技术是质子和重离子技术,它能够在对肿瘤进行集中爆破的同时,减少对健康组织的伤害。

骨髓移植的方法主要用于治疗白血病、非何杰金氏淋巴瘤及何杰金氏病。但是,传统的骨髓移植治疗首先要找到与人类白细胞抗原(HLA)完全匹配的供者,而 HLA 配型完全相符的概率非常低,即便是同胞兄弟姐妹也仅为 1/4,在非血缘关系人群中寻找相匹配供者,相合概率在千分之一到数万分之一,而且代价也非常昂贵。不过近年来,国际上开展了患者亲属半匹配骨髓移植,80% 的患者因此可以及时在父母、子女、同胞、堂表间找到半匹配供者,费用也节省了很多。

免疫治疗,是通过刺激身体免疫系统,选择性地攻击破坏癌细胞。免疫疗法有时单独使用,但大多数情况下是用作主要治疗方法的辅助治疗。

靶向治疗,是在细胞分子水平上,针对已经明确的致癌位点的治疗方式。可设计相应的治疗药物,药物进入体内会特异地选择致癌位点与之相结合发生作用,使肿瘤细胞特异性死亡,而不会波及肿瘤周围的正常组织细胞，所以分子靶向治疗又被称为"生物导弹"。

此外，30％～50％的癌症患者存在不同程度的疼痛，晚期癌症患者中有 80％以上的患者存在疼痛。患者所感受到的疼痛关系到他们对治疗本身的信心，关系到其生存的质量，其对生病的重视程度，他的家人、朋友的感受等。目前，控制癌症带来的疼痛的方法有多种，其中最常用的是 WHO 推荐的癌症镇痛三阶梯止痛法，它利用药物止痛。第一阶梯从非阿片类镇痛剂开始，如阿司匹林、强痛定、平痛新、消炎痛等，主要针对轻度疼痛的患者；若不能缓解，在此基础上加用弱阿片类镇痛剂，如可待因、二氢可待因酮、丙氧酚等，主要适用于中度疼痛的患者；若疼痛剧烈，则可使用强阿片类镇痛剂，如杜冷丁、吗啡、盐酸吗啡、盐酸二氢埃托菲、美施康定等。目前国内外治疗晚期癌症疼痛，主张镇痛剂要用得及时、足量，亦可预防性给药，而把成瘾问题放在次要位置，通过镇痛剂的合理应用，让患者摆脱痛苦的煎熬，提高弥留之际的生活质量，平静地度过最后阶段。三阶梯治疗是一种简单、有效的方法，可使 90％以上的癌症疼痛患者完全无痛。

◇　心理社会干预

癌症患者在病前或多或少都存在某些心理情绪和行为问题，病后他们更是要面对很多问题，包括忍受病痛、克服治疗引起的副作用、失去工作能力、缺乏收入来源、支付高额医疗费用、应对家人的悲伤情绪等。他们常常因此产生抑郁、焦虑、恐惧、急躁、悲观失望、多疑、矛盾等负性情绪,甚至会萌生自杀的念头或实施自杀行为。因此,癌症患者的康复可以说是一个系统工程,它需要临床多学科协作和全程跟踪服务。

近几十年间,关于心理治疗应用于为癌症患者提供心理支持的研究越来越多。结果证明,心理干预作为常规生物治疗的辅助手段,可以有效改善患者的心身状况。和单一专科治疗相比,可以更加有效地改善患者的焦虑、抑郁症状,稳定患者情绪,减轻心理痛苦。

比如,患者在接受放疗和化疗时,可能会产生恶心、呕吐等反应,从而使患者对治疗产生厌恶情绪,有些患者会产生预期性焦虑,从而影响治疗。而行为疗法中的放松疗法和系统脱敏疗法目前已经被证明对此有效。同时,团体治疗可以帮助改善患者的生存质量。有学者做了这样一项研究:他们把一些处于病情缓解中的癌症患者组成一个团体,每周进行一次会面,由治疗者带领进行团队治疗,为期一年。研究结果发现团队会面能给患者提供讨论他们的感受和应对策略的机会,从而帮助患者更好地管理疼痛。接受团队治疗的患者在接下来的十年追踪中,与控制组相比平均多活了近 18 个月之久。

一般来说,一名家庭成员的严重疾病会引起家庭其他成员的高度紧张和焦虑,故患者的家属往往也与患者一样承受着较大的精神压力和痛苦。因此家庭治疗会给患者和他们的家人带来益处。它在帮助家属缓解自身的精神压力、学习如何对患者进行心理上的疏导及生活上的照顾，帮助患者减轻和适应治疗的不良反应和心理恐惧，保证治疗顺利进行，提高患者和家属的生活质量等方面均起到不可忽视的作用。

此外，研究显示社会支持与癌症患者的生活质量密切相关。在一项研究中，绝大多数患者表示在诊断和治疗过程中需要支持性治疗，特别是出现心理危机或在疾病恶化、出现危象时。目前社会上有许多癌症康复组织，如癌症康复俱乐部、癌症康复学校，以及关心癌症患者的爱心会等。这些组织不仅向癌症患者普及抗癌与防癌知识，组织丰富多彩的文娱活动，而且在这些组织里，癌症病友聚在一起，相互交谈，相互鼓励，交流癌症康复经验，有助于他们心理和社会功能的完全康复。

◇　几个值得探讨的问题

英国国家癌症研究所将癌症生存定义为：一个人从被确诊为癌症的那一刻起所经历的生活。在这个定义中也包括家庭成员、朋友和照顾者对他们的影响。

对于生存者，是否应当进行随访？

已经宣告治愈的癌症患者随时存在再次出现症状的可能。我们是否应该对癌症患者进行随访，给予癌症幸存者监护和支援？当患者进入稳定期，把癌症抛到脑后时，我们是否应该为了解癌症是否复发而每年去通知他们做 CT 检查呢？这种做法是否会让患者产生心理负担，而影响其生活质量呢？

抗癌治疗，还是姑息治疗？

作为临床医疗护理的一种特殊方式，姑息治疗的着眼点主要是控制症状，减轻疼痛，强调对待生命应善始善终。姑息治疗通过缓解症状、积极止痛、营养支持等，辅以精神心理治疗，改善患者的生存质量；通过和家属的合作，使患者能以较舒适、平静的心境和较强的毅力去面对困难，同时也减轻对家庭及社会的困扰。这种治疗对患者来说相对简单，费用也并不昂贵，WHO 推荐的癌症镇痛三阶梯止痛法就是一种姑息治疗。

对于根治希望渺茫的晚期癌症患者，是给予积极抗癌治疗以期延长其生命？还是姑息治疗，减轻患者的痛苦，提高其生存质量？消除疼痛和其他不适症状比起延长生存时间来说，哪个更有价值呢？什么是最恰当的治疗呢？

对于这个问题可能不同的人有不同的观点。本书提出这个问题的目的是再次强调关注癌症患者的生活质量，让姑息治疗也成为针对晚期患者的备选治疗方案之一。

如何做好临终关怀？

对于一部分癌症患者来说，死亡是他们必须面对的问题。

"虽然人是哭着来到世界，但要他们笑着离开人间。"这是已故的原卫生部部长陈敏章在提到临终关怀时说的一句话。

作为健康心理学家，如何为那些正面临死亡威胁的晚期癌症患者提供心理关怀，提高其生存质量，进行死亡教育，帮助他们正确地认识死亡，从死亡的焦虑中解脱出来，安宁平和地走向人生的尽头，

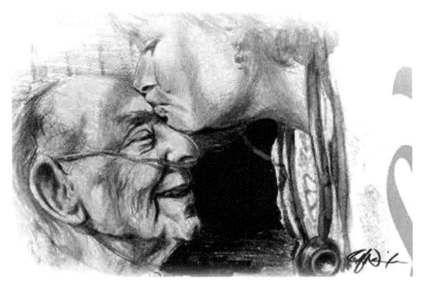

临终关怀

度过人生最后历程,是一个值得探讨和研究的问题。

当然,这里还有几个问题,就是末期患者应该被告知他们将要死去吗? 医生在患者的知情权和家属不希望告知患者的要求之间应当如何抉择呢? 对于临终患者来说,哪里是告别生命最合适的地方,医院还是家中? ……

延误行为和不遵医行为

众所周知,癌症的治疗效果主要取决于病情发现的早晚、癌细胞的恶性程度及治疗措施的执行。但是许多癌症患者延误了治疗的最佳时机,或者是半途而废,从而失去了治愈的机会。究其原因,主要有以下几方面:

- 缺乏对癌症早期症状含义的了解。

- 不接受自己患癌症的事实,四处算命求医,接受各种非正规治疗,从而延误了治疗的良机。

- 对治疗缺乏信心,认为癌症不可能治愈。

- 对治疗有恐惧心理,惧怕手术出现意外,以及化疗和放疗带来的痛苦。

- 由于经济条件所限,承受不了检查和治疗费用,不能进一步检查确诊或治疗。

- 医务人员误诊,延误了治疗的最佳时机。

如何向患者家属提供支持?

家庭作为一个整体,某个家庭成员身患癌症,显然会不可避免地给整个家庭带来负面影响。传统的治疗往往将更多精力放在对患者生命的抢救和病情监测上,而忽视对患者家属的关心和帮助。其实,家属作为患者最重要的看护者和社会支持来源,其心理状态直接影响患者的心理及其病情和转归。缺乏家庭支持的患者往往难以适应癌症,支持型的家庭环境可以增强癌症患者的抗病能力。

癌症患者家属是照顾癌症患者的重要成员,在亲人罹患癌症的打击下,身体负担和精神负担都非常重,心理、社会需要也很突出。面对陌生的医疗措施、亲人的痛苦、巨额的治疗费、死神的威胁,很多家属会产生恐惧、紧张、焦虑、抑郁、悲哀、沮丧、厌烦等负性情绪,还有的会出现躯体化症状、睡眠障碍等问题,非常需要专业人员的介入,来帮助其释放各种压力,宣泄自己的情绪,感受来自他人的理解和支持。尤其对于那些女性家属，以及长期陪护患者的家属，更需要这方面的支持。

另一方面，由于家属在癌症患者治疗决策、护理等方面都起着决定性的作用。因此，对癌症患者家属进行健康教育，关注他们在这方面的需求也显得尤为重要。医院和医生可以通过个别交流指导、组织医护家属交流会、多媒体教育、咨询电话等形式为家属提供更多关于患者病情的信息、帮助家属选择最佳的治疗方法、向家属介绍康复护理的要领、灌输健康观念等。

再者，那些面对丧亲之痛的家属也需要得到特殊关怀。虽然人们对丧亲之痛的调适主要靠他们自己，但是来自家庭和朋友的社会支持，以及支持性团队的帮助可以帮助他们更快地投入新的生活中去。

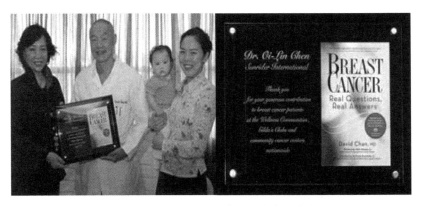

某国际机构捐赠书籍以支持癌症患者及其家属

三、世纪绝症:艾滋病/HIV

1999 年的夏天,河南省上蔡县的一位医生在当地发现了一个令他坐卧不安的大问题:他的患者患有艾滋病! 他立即把情况通报了他的老师——湖北某大学桂教授。桂教授在该县文楼村第一次提取了 11 个人的血样,有 10 例检疫呈阳性;第二次提取了 140 人的血样,有 80 多例呈阳性……

◇ 艾滋病知多少

艾滋病(Acquired Immune deficiency Syndrome,AIDS)的全称是后天获得性免疫缺陷综合征。它的确切定义是:由人类免疫缺陷病毒(HIV)感染引起的以 T 细胞免疫功能缺陷为主的一种混合免疫缺陷病。HIV 能生存于人的血液中,并且攻击人体免疫系统,它以人体免疫系统中最重要的 T4 淋巴细胞作为攻击目标,大量吞噬、破坏 T4 淋巴细胞,从而使人体的整个免疫系统遭到破坏。随着人体免疫力的降低,人会越来越频繁地感染上各种致病微生物,最终因丧失对各种疾病的抵抗能力而死亡。当 HIV 侵入大脑后,可进一步损坏脑细胞,造成情绪和认知等方面的功能障碍,如麻痹性痴呆神经症等。

目前已发现的艾滋病毒有 HIV1 和 HIV2 两种。世界各地的艾滋病主要是由 HIV1 所引起的,而 HIV2 主要在西非洲呈地方性

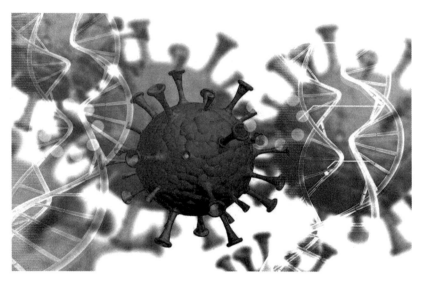

艾滋病毒

流行。

HIV 的感染历程包括急性 HIV 感染期、慢性无症状期和艾滋病期三个阶段。

急性感染期是一个短暂的过程,约 40％～90％ 的患者在感染病毒后 2～4 周内出现症状,如发烧、喉咙溃疡、皮疹、头痛等,同时伴有病毒量迅速升高、血 CD4$^+$ T 淋巴细胞数的下降和血 CD4$^+$ T 淋巴细胞数的大量增加。急性感染期的病期为几天到 10 周以上,但一般不超过 14 天。由于其临床表现与急性单核细胞增多症及许多其他急性发热性疾病极为相似,因此早期诊断比较困难,往往被误认为是其他疾病,而没有引起重视。

急性 HIV 感染后,伴随的是一个漫长的慢性无症状期。不过患者虽然在临床上没有任何症状,但血清中能检出 HIV 以及 HIV 结构蛋白引起的抗体,且仍带有 HIV 病毒,并具有传染性。无症状期的传染率为 1/1000,无症状期即将结束、终末期即将到来的一段,传染率为 1/100~1/200。在这一阶段,由于患者没有意识到自己的疾病,且病毒的潜伏期限很长,所以患者很可能在不知不觉中把 HIV 病毒感染给了其他人。

艾滋病期为 HIV 感染的终末期。如果不作抗逆转录病毒治疗,这一期患者在 2~3 年内就会死亡。在这一阶段,患者会出现一些典型的症状,包括淋巴结肿大、发烧、疲惫、夜汗、失去食欲、体重减轻、持续性腹泻、口腔有白色斑点、疼痛的皮肤疹等,被称为 AIDS 的相关症候群(AIDS-related complex,ARC)。这一阶段的最后,病患血液中的 $CD4^+$ T 淋巴球细胞迅速下降,免疫系统开始失去防御,直至死亡。到目前为止,没有个体曾经复原。大多数(60%~70%)HIV 感染者,若无治疗,从感染到发展为 AIDS 的平均时期是 10~11 年,这些 HIV 感染者被称为典型进展者;一些患者(约 10%~20%)进展迅速,在感染的 5 年内发展为 AIDS,被称为快速进展者;另外有 5%~15% 的 HIV 感染者 15 年以上仍不发展为 AIDS,被称为缓慢进展者;缓慢进展者包括 HIV 感染另一亚群,即所谓长期无进展者,大约 1% HIV 感染者属这一范围。

艾滋病在发达国家主要集中在大城市。在发展中国家则集中在农村及边远地区。艾滋病可发生于任何职业、任何年龄的人群,

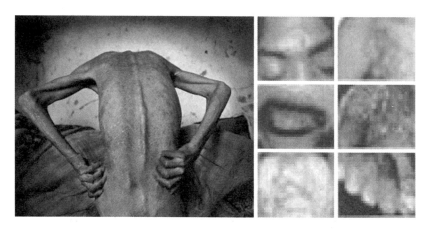

艾滋病的分期症状

其中男男性行为者、注射吸毒者、在监狱或其他封闭环境中的人员、性工作者及其嫖客、变性人、艾滋患者与高危人群的性伴侣都属于艾滋病的高危人群。

自从 1981 年美国发现了世界上首例艾滋病病例，至 2019 年年底，全球感染艾滋病毒者约有 3,800 万，死亡人数达 3,300 万。在全世界的共同努力下，在 2000 年和 2019 年期间，艾滋病毒新发感染下降了 39%，艾滋病毒相关死亡减少了 51%。截至 2019 年年底，约有 81% 的艾滋病毒感染者知晓自己的感染状况。67% 正在接受抗逆转录病毒治疗，且有 59% 实现了艾滋病毒载量抑制，没有感染他人的风险。尽管如此，全球每年在治疗艾滋病方面的花费仍然可观，艾滋病的蔓延已成为跨国家和地区的国际性问题，它不仅使个体的生命面临威胁，也带来严重的社会问题，关系到全球经济的健康发展和国际安全及稳定。

➢ 艾滋病毒从何而来

迄今所知,人类是艾滋病唯一的传染源。传播上起主要作用的是血液、血清、精液和宫颈分泌液。

艾滋病病毒的感染途径主要有以下几种:

◇ 异性性传播

异性性接触是艾滋病的主要传播方式。目前,通过这种方式感染艾滋病的病例已在全世界呈快速发展的趋势。研究表明,最常见的接触形式为与药物使用者性交、为换取药物或金钱而进行的商业性性接触等。

在与带 HIV 的异性性交时,女性患艾滋病的危险性要比男性大得多。一位女性每日同一位带 HIV 的男性发生一次性关系,平均 12 个月的时间,她的血清反应就变成阳性。而男性在同样条件下可抵抗 33 个月之久。当然,众所周知,无论对同性恋还是异性恋者而言,常规地使用安全套的伴侣比不使用的伴侣安全。这也使女性处于更多的危险中,因为安全套的使用与否依赖于男性是否理解和配合。

◇ 同性性传播

男男性行为是引起 HIV 感染的主要因素之一。在男男性行为中,没有保护的肛交是一种特别危险的行为,尤其对接受的一方而言。在肛交时,由于肛门细胞黏膜为单层细胞,较阴道的黏膜薄,常常会造成直肠黏膜充血和轻度损伤。于是,精液中带有 HIV 的淋巴细胞通过破坏的黏膜进入血循环或淋巴系统,把 HIV 传染给性伴侣。此外,没有保护的口交也是一个危险的行为,因为 HIV 可以通过口腔内任何一个微小的伤口进入体内。

◇　注射剂使用

注射药物使用者共用未经消毒的针头,是艾滋病的另一高危行为,这一行为导致带有病毒的血液由一个人直接传递给另一个人。而且滥用麻醉药品可降低机体抵抗力,使这类人群更易感染 HIV 病毒。

◇　母婴传播

女性艾滋病患者中 79％为 13～39 岁的育龄期患者。80％的艾滋病患儿出生自感染 HIV 的母亲。母婴传播途径有:子宫内经胎盘传播,分娩过程中污染的血液或其他体液输入、摄入传播等。感染了 HIV 病毒的孩子会遭受不同的发展性问题,如智力与学习能力受损、心理动作失能、情绪问题、行为困难等。

◇　输血传播

输血后发生艾滋病在世界感染艾滋病患者中属于极少数,但在中国却占一定的比例。他们之中有些是通过输血而暴露在 HIV 之下,尤其是血友病患者,还有一些是献血者由于使用没有消毒的针头而感染。

其他 AIDS 传播的途径还有器官移植(如骨髓移植和肾移植)、人工授精等。

小知识 家庭生活接触和昆虫会传播艾滋病毒吗?

除性生活以外,目前尚无证据显示与感染者发生家庭和日常工作接触会导致感染 AIDS。美国调查 18,000 名艾滋病患者的家庭成员,其中除性伴侣外,无一人被感染。艾滋病不会经马桶圈、电话机、餐饮具、卧具、游泳池或公共浴室等公共设施传播,也不会经咳嗽、打喷嚏等途径传播。因此,日常生活接触,包括握手、拥抱、共同进餐、共用工具、办公用具等都不会引起感染。

还有一些人担心,即使自己远离艾滋病患者、远离艾滋病的高危人群和危险行为,也可能遭"飞来横祸",例如经蚊子等昆虫感染。大量证据显示,这是不可能发生的。的确,有人在从非洲捕到的昆虫体内(如蝇、蟑螂、蚊子)发现 HIV,但事实上,至今还无一人因此而感染。一项研究表明,蚊子吸了艾滋患者的血液后,HIV 可在胃中存活 3～4 天之久。但病毒只在蚊子的胃里,没有在其血液或唾液中,因而在叮咬他人时不会将其胃中的病毒排入被叮咬者的体内。而蚊子嘴上可能残留的含 HIV 的血液量也不足以引起传染。此外,蚊子嘴上残留血量仅有 0.00004 ml,按此计算,人要被带 HIV 的蚊子叮咬 2,800 次,才可能引起传染!

> **恐惧、羞耻与孤独并存:艾滋病的心理社会影响**

由于艾滋病常常与同性恋、卖淫、嫖娼、滥交、药物滥用等问题有关，所以没有一种疾病的患者比艾滋病患者更声名狼藉。因此，艾滋病患者除了要承受病痛和对死亡的恐惧外，还承受着巨大的社会心理压力。

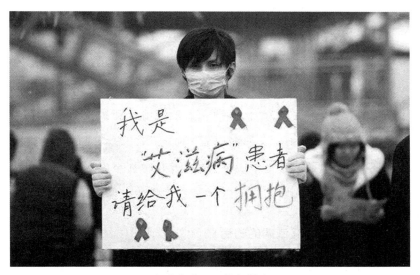

艾滋病的心理社会影响

　　艾滋病患者都会觉得这种病对自己来说是一个污点。一方面，他们在生理上遭受着痛苦、身体一天天衰弱、形象也一天不如一天；另一方面，他们担心被他人歧视、拒绝、唾弃、疏远、议论，因此常常会产生绝望、抑郁、焦虑、羞愧、内疚等心理。他们中有些人变得隐匿和退缩，切断自己与他人的联系，离群索居，还有些人选择结束自己的生命。在艾滋病患者中，有很高的自杀率。因此，在艾滋病的治疗中，患者非常需要社会支持。

对某些家庭而言,在得知艾滋病确诊的同时,他们也第一次了解到自己的孩子或配偶是男男性行为者、药物滥用者,或曾经有过卖淫、嫖娼行为。他们会感到极大的震惊和愤怒,而且会陷入害怕自己也已经被传染的恐惧中。

此外,由于对疾病的恐惧、艾滋病的社会意识形态化、公众对艾滋病认知程度的不足,社会环境中普遍存在对艾滋病病毒感染者和家属的歧视。艾滋病患者被革职、患艾滋病的学生被退学或不允许上学、患者被家人逐出家门、医护人员拒绝治疗和护理艾滋病患者等事件屡见不鲜。不少艾滋病患者家属还因此遭到亲朋好友的拒绝和疏远,影响了家庭正常的社会交往,有时甚至家属的教育和就业也会受到影响。

➤ 尽力而为:艾滋病的防治

◇ 生物医学干预

艾滋病治疗在医药、医学界人士的努力奋斗下,取得了很大进展。目前公认的疗法是通过由三种或三种以上抗逆转录病毒药物组成的联合疗法抑制艾滋病毒。虽然这种治疗无法治愈艾滋病毒感染,但可在很大程度上抑制病毒在人体内的复制,并使人体免疫系统康复,增强和恢复其抗感染能力。

◇ 心理治疗介入

健康心理学家在艾滋病流行中可以起到积极的作用。比如改变高危行为;提供有关艾滋病和 HIV 测试的知识;评估艾滋病或

HIV 阳性的情况对来访者心理健康的影响，并通过与患者及其家庭成员的合作，帮助患者处理情绪、应对疾病、管理症状；对患者应对技能的评估和训练；对患者进行神经病学和精神病学影响的评估，处理其退化的心理能力；解决几种关系问题，如病患与其情侣、朋友、家庭成员、医护人员之间的关系，并对这些人自身可能存在的心理问题保持敏感；帮助患者在面对重大抉择时，做出合理的决定；对临终患者或已故患者的亲友进行悲伤治疗，帮助他们正确地面对死亡；研究艾滋病的行为模式等。

事实证明，心理治疗方法的介入，如压力管理训练、认知疗法、团队治疗、家庭治疗等，可以有效地帮助患者提高适应力、减轻焦虑和抑郁症状，提高患者的免疫功能，从而改善患者的生活质量和应对疾病的能力。

◇ 社会宣传教育

社会的宣传教育也可以对促进普及艾滋病知识、艾滋病防治等起到积极的作用。

首先，要控制和预防艾滋病，必须从小抓起，从青少年抓起，在学校开展健康教育，包括性健康教育，并在健康教育活动中，开展艾滋病、性病预防和控制的知识教育。美国早在 1990 年就在其预防性传播疾病的战略目标中明确指出要增加中学生接受准确的性教育百分率。在学校开展性教育，从小从科学和道德的高度正确地引导青少年，能使他们正确理解青春期骚动，理智地驾驭自己的行为，处理好恋爱婚姻问题。

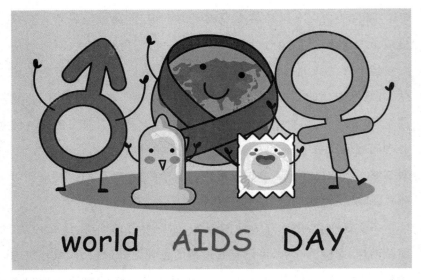

预防艾滋病

其次，通过媒体、举办各种公益活动等手段对艾滋病的高危行为、预防和控制等相关知识进行广泛宣传，把预防和控制艾滋病、性病的知识送入千家万户。这是一种最直接、最持久、最有效的措施和途径，可以弥补知识传播中某些人群的不可及性。

再次，政策保障。大量有关艾滋病的研究都不约而同地指出了药物使用与危险性行为之间的关联。而政策、法律法规的制定，严格的执法力度是控制这些行为的有效手段。

最后，对于艾滋病患者及其家庭，社会要努力为他们营造一个友善、理解、健康的生活和工作环境，提供医疗保障，帮助他们采取积极的生活态度，改变危险行为，配合治疗，从而提高他们的生命质量、延长生命。

第四章

寻求健康行为的这些那些

　　一直以来,明总觉得自己的身体硬朗,即便有什么小病小痛,也都能靠自身"免疫力"挺过来。

　　可这一次,他已经感冒四天了,一直没见好。但是,他仍然相信:感冒不求医,五天能自愈。于是,他熬过了第五天,迎来了第六天:感冒非但没好好,还被咽痛、干咳、流涕、鼻塞折磨得死去活来。他给自己的女朋友打电话,在女友的"指导下"吃了一些治感冒和消炎的药,两天后仍无起色,最终下决心去了医院。

　　医生反反复复地问了一些问题,给明做了全面的身体检查后,建议明住院,但是明却坚决不干。于是,在无奈的情况下,医生只好做出让步,让明先打吊针。

　　两天后,明终于恢复了往日的活力。

一、使用健康服务

➤ 谁使用健康服务

哪些人更倾向于使用健康服务呢？研究者发现年龄、性别、收入等是可以用来预测人们是否会使用健康服务的因素。

◇ 年龄

大体而言，儿童及中老年人寻求健康服务的比率比青年人高。这是因为儿童的免疫系统相对虚弱，因此更可能会感染上各种疾病，他们通常因为一般检查、注射等原因而使用健康服务。随着个体年龄的增长，免疫系统的成熟，个体发生疾病的可能性降低，寻求健康服务的次数有所减少。但在中年和老年期，当慢性疾病的发生率增加时，个体寻求健康服务的数量又开始增加。

◇ 性别

女性比男性接触医生（门诊或电话咨询）的概率更高。这种性别差异在青春期才开始出现。出现这种差异的很大一部分原因在于女性在怀孕时需要更多的医疗服务。但即使不计算女性因为怀孕及生育寻求健康服务的次数，女性仍然比男性使用较多的健康服务。一个原因可能是女性发生疾病的可能性比男性大。虽然男性比女性发生致命的慢性疾病的可能性大，但女性在急性疾病（如呼吸道感染）和非致命性慢性疾病（如关节炎、偏头痛）的发生率上要高一些。另一个原因可能是男性在经验到症状时，对是否需要求医表现出较多的犹豫。这种对症状反应的差异可能是他们对自己性别角色的刻板印象所决定的。

　　◇　城乡身份和收入

　　在医疗服务的使用上，也存在一定的城乡差异和收入差异。乡村人口、低收入人口会倾向于避免使用健康服务。这很大可能是收入的原因。很多低收入者没有任何医疗保险，疾病对他们来说无疑是雪上加霜，他们中有很多人不得不因为金钱的原因而放弃治疗。此外，对于有医疗保险的患者来说，无论哪一种保险都不能涵盖所有开销，患者必须要承担那些被保险排除在外的治疗费用，而对收入有限的人来说，这可能是一笔难以承受的费用。

　　费用本身还不是唯一的理由。一些研究还表明，低收入者倾向于知觉他们自己感染疾病的可能性小，认为自己是不受欢迎的，且缺乏对健康服务系统的信任。此外，我国医疗卫生资源配置不合理的现状给他们的就医带来了困难，如一些乡村医院由于设施、人力有限，根本无法处理病情较为复杂的患者。

　　但需要注意的是，这些农村人口和低收入人口实际上更需要健康服务系统的覆盖。因为他们通常有较少的健康知识、较差的健康习惯和意识、较多的健康问题。

➤ 人们为何有病不医

　　人们通常很乐意建议别人去看医生，但是如果相同的症状出现在自己身上时,去看医生的可能性却小得多。很多人认为自己不需要专业的帮助,他们可以自我照顾,即使是严重的健康问题也一样。我国第三次全国卫生服务调查数据显示:患者中自我医疗的占35.7%,未采取任何治疗措施的占 13.1%,应住院而不住院占29.6%。调查发现,这些现象的产生是由多种因素造成的,除了年龄、性别、收入的因素以外,还包括个体的心理因素、社会因素、个体对症状的感知和解释、症状的特性等。

◇ 心理因素

心理因素在人们使用健康服务的行为中扮演着重要的角色。

我们从健康信念模式中可以看到,有时个体对症状的强烈的情绪反应将阻碍他们寻求健康服务。当个体感到自己的症状预示着自己患了非常严重的疾病时,出于对这一疾病的焦虑和害怕,他可能选择不去就医,这样他的疾病就不会得到证实了,也不必忍受相关治疗的痛苦。有研究者对数百名成人进行访谈,结果显示,人们认为癌症是一种极度痛苦的疾病,这些人中有 18% 不愿意为癌症寻求健康服务,因为他们害怕与此病及其治疗有关的疼痛。

还有一些人是因为害怕遭遇尴尬而避免就医。研究者针对不同身体部位出现的症状对个人求助意愿的影响进行了研究。结果发现,人们将身体的某些部位,如肛门、生殖器等部分视为羞耻的、隐私的。因此,他们较不愿意为这些部位的问题寻求健康服务。

此外,生活中压力的大小也是影响寻求健康服务行为的因素之一。患者的症状在很多情况下是模糊不清的,因此,那些对压力敏感的人对他们的症状也会更加敏感,使他们更倾向于寻求健康服务。有时候,压力也可能会干扰人们作出理性的决策,使人延迟寻求健康服务的行为。比如一位员工必须当天完成某项重要任务,在强大的压力下,他出现了一些心脏病的症状,但是为了完成这项任务,他可能选择忽略自己的症状。

◇ 社会因素

社会因素对人们寻求健康服务的影响可以是正反两方面的。

很多时候,社会因素可以鼓励人们去接受健康服务。首先,当个体认为自己的症状对人际关系、正常工作等造成干扰时,他会倾向于使用健康服务。例如,一位溃疡患者在喝了啤酒以后就会感到疼痛难忍,他为此去了医院,因为对他来说,如果无法和朋友一起喝酒,那简直是活受罪。其次,当治疗可以使个体解决或逃离危机时,他也会很乐意去寻求治疗。比如说,一位男性肿瘤患者与妻子产生了情感危机,于是他决定去接受治疗,这样妻子就可能放下他们之间的矛盾来照顾他,并与他重归于好。再次,当社会支持系统中的人要求或坚持让患者去治疗时,患者可能去寻求健康服务。如一位妇女偏头疼已经好一阵子了,一直懒得去看医生,最后在其儿女的"轮番进攻"之下,终于走进了医院。研究证明,许多人在感知到症状以后和寻求治疗以前,都会先得到亲朋好友的意见,这些非专业人员给予的非正式咨询有时可能会给患者提供好的建议,但有时也可能延迟了治疗的时间,或使人误用了错误的治疗。

社会因素还可能带来其他的一些负面影响。社会健康服务系统和社会保障机制中存在的问题,例如医疗资源不足、分布不均衡、医疗费用上涨过快、政府投入不足等,造成个体"看病难、看病贵"的困扰,会影响人们的求医行为。零点调查公司 2004 年的调查报告称:快速增长的医疗服务费用和医疗保险低覆盖率,是我国在城镇和乡村居民出现"小病扛、大病拖"情况的主要原因之一。

此外,社会文化因素也会影响人们对症状的反应。在一些文化中,不允许个体对疾病产生强烈的情绪反应,而有些文化则鼓励这种表现。有研究比较了不同文化团体对疾病的态度,发现犹太裔美国人比较乐意寻求健康服务,接受自己生病的事实并实施预防性的医疗行为;墨西哥裔美国人倾向于忽略一些医生觉得非常严重的症状,并告诉他人医生觉得不严重;爱尔兰裔美国人倾向于坚决地否认疼痛。这些差异显示,社会文化能够对人们寻求健康服务的行为产生有力的影响。

◇ 症状的特性

症状的特性影响个体的求医行为。这些特性包括症状的可见度、知觉症状的严重度、症状的频率及持续时间。

症状的可见度是指症状容易被个体及他人看见的程度。可见度越高,个体越可能接受健康服务。比如知道骨质疏松症将影响外貌的妇女比那些不知道这类信息的妇女更可能采取预防措施来避免罹患此病。

另一方面,个体感知的症状越严重,越可能促使其寻求健康服务。有一种患者,会过分评估症状的严重性。他们由于过度担忧自己的健康,所以紧密监控自己的身体感觉、反复求医,虽然医生一再保证他们没有疾病,但个体仍然相信自己得病了。心理学家把这类情形称为疑病症(hypochondriasis)。疑病症的患者常常在不必要的时候重复使用健康服务,滥用健康服务。

最后,症状的频率及持续时间也是一个重要的因素。持续出现的症状比间断出现的症状更可能引起求医行为。而且,即使是轻微的症状,如果持续存在,个体也会倾向于向朋友、家人、医生等求助。

◇　个体对症状的解释

个体对症状的解释和反应也会对个体寻求健康服务的行为产生影响。

人们先前的经验在人们对症状以及对是否应该寻求专业治疗的判断中扮演了重要的角色。例如"过去自己的孩子或亲朋好友的孩子是否出现过类似的症状"这一先前经验是大多数母亲来判断是否应当寻求治疗的重要因素之一。

人们认为症状代表的疾病对他们的求医行为也是非常重要的。比如个体将胃疼解释为一般的胃病,与解释为胃癌的征兆相比,所产生的结果是不同的。前者可能会选择随便吃一些药,或者隐忍一阵子,而后者会决定去医院进行检查。由此可见,出现症状不足以使人去寻求帮助,与症状相关联的疾病才是决定个体选择求医还是忽略症状的决定因子。

人们对疾病结果的认知也是一个影响因素,这些结果包括得病的后果、治疗的好处、障碍、副作用、危险等。之前我们已经提到过,人们出于对癌症后果的严重性以及治疗副作用的认知会影响个体的求医决策。那些乳房发现肿块的妇女通常会延迟看医生的时间，这是因为她们害怕治疗可能带来的结果——失去乳房。相反，那些相信治疗可以治愈症状或者可以阻止症状进展的人比起不这么想的人，更可能去寻求健康服务。

人们对疾病的归因也是另一个重要因素。认为症状主要是由于情绪和超自然病因所引起的人，较可能不寻求专业的、正规的治疗。

二、遵从医嘱的行为

➤ 关于遵医行为

◇ 什么是遵医行为？

遵医行为是指在治疗和预防疾病的过程中，患者的行为与医护人员对其在医疗或健康方面的指导（医嘱）相符合的程度。在诊断准确、治疗方案有效的情况下，患者遵医与否在很大程度上影响着治疗的效果和病情的转归。

不同的健康观念有不同的遵医行为模式。比如，在生物医学模式指导下，遵医行为主要是患者按医嘱进行检查和治疗，其中治疗包括药物、手术或物理方法等。评价遵医行为的标准也就是看患者是否按医嘱进行了各项检查，用药、药量及疗程是否遵医等。

在生物心理社会医学模式的指导下,医生所关注的致病因素和影响康复的因素变得更为复杂,医嘱内容相应增加,遵医行为随之扩展到心理、行为、社会环境等各方面:

良好的生活与工作方式:包括工作与生活环境调适,如选择适合自己的工作种类、工作环境,改善居住环境;合理营养,如控制总热量摄入,各种营养素的科学搭配;适当运动,包括运动方式、运动时间与强度选择;戒烟限酒,去除不良嗜好;合理安排作息,劳逸结合,工作、生活有规律等;

心理调适:包括自我调适和寻求他人帮助调适。

疾病预防:包括接受健康教育、疫苗接种、周期性健康检查、非传染性疾病的定期复查及自我检查等。

疾病治疗:包括药物治疗(用药方式、每日用药量与次数、用药时间间隔、疗程等)、手术治疗(手术方式、时机)、物理疗法(理疗的方法与强度、疗程)、心理治疗等。

疾病、伤残的康复:包括医疗康复、职业康复、教育康复和社会康复等。

◇　如何评估遵医行为?

目前,我们至少有 5 种方法可以获得有关患者遵医行为的数据,但这些方法都各有利弊:

询问患者的医生:这是评估中最简单的一种方式,但也可能是最糟糕的一种方式。因为他们可能并不真正了解患者的实际行为,他们也无法推测哪些患者比其他人更为遵从。而且众多研究表明,医生往往会高估患者的遵从行为。

直接询问患者：这种方法看似有效，但却充满了困难。其一，患者可能出于很多原因而说谎，如为了照顾医护人员的感受等。另外，他们也可能真的不知道自己的遵从率。

请医护人员或家属进行监测：这个方法比前两个更为客观，但也存在一些问题。比如持续 24 小时不间断的观察是难以做到的，而且持续监测可能会引起患者的一些负面情绪。

计算药片：这是一个较为理想的方法，但却也可能出错。因为即使药片的数目是对的，患者也可能出现不遵医行为，比如不是在医生指定的时间吃药，故意将药物丢弃等。而且服药只是遵医行为的一个部分。

生化检验：这一方式针对遵医行为的后果进行检验，比如进行血液或尿液分析。这种方法虽然可以评估药物是否在最近被使用，但无法评估患者用了多少，何时用的。此外，有些药物或结果不容易在血液或尿液中测到，且不同患者对药物的吸收程度也存在个体化差异。最后，这种方法可能非常耗时而且昂贵。

综上所述，事实上我们无法精确获得有关遵医行为比例的数据，所有研究中提供的数据都只能是一个估计值。当评估非常重要时，综合使用两种或更多的方法得到的结果要比单独依赖某一方式更可靠。

➢ 人们为何求医而不遵医

患者在做出寻求健康服务的决定后,也不一定会遵从医生的要求。一般来说,住院患者和急诊患者的遵医率较高,而不遵医行为在需要长期治疗的慢性病患者当中却极为常见。李宁秀等(2001)对281位门诊患者遵医行为进行了问卷调查。结果发现10%的患者就医后并不按医嘱取药,19%的患者不按医生处方服药,慢性病的患者中48.5%不遵医嘱改变自己不良的行为生活方式。屈学勤(2002)对200名高血压患者的遵医行为进行研究,发现在药物治疗、检测血压、定期复查、戒除烟酒四项行为中,不遵医行为的发生率在25%～47.5%之间,而优化生活方式、适量运动方面,不遵医行为的发生率分别为58.5%和65.5%。

那么,人们为何求医而不遵医呢?

◇ *疾病的特性*

疾病的特性包括疾病的种类、严重程度、治疗持续的时间、治疗的复杂程度、治疗的费用、药物的副作用等。

一般来说,严重疾病的患者(如使人丧失功能或威胁生命的疾病)比较不严重的疾病患者的遵医率要高。但这里的"严重"是指从患者角度进行的判断,而非医生。研究表明,那些认为自己的疾病相对较严重者比那些知觉为较不严重者,表现出对医生的处方更好的遵从行为。

治疗持续的时间越长,患者可能发生不遵医行为的比率越高。

一般认为,慢性患者的遵医率低于非慢性病患者。原因可能在于慢性病需要长期服药,患者较难以坚持,而且常常容易忘记;许多慢性病较少有能根治的药物,治疗效果短期内难以显现;一些慢性病并非时时都有症状,因此患者缺乏持续遵从医嘱的动机,他们常常因为认为自己的病情已有好转,而自行停药。

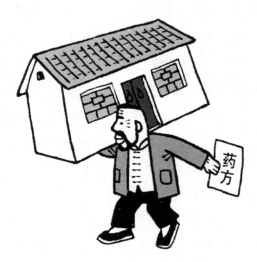

漫画:去给老伴买药(李二保作)

另一个决定患者遵医行为的因素是治疗的复杂程度。一般来说,患者所需使用的药物种类越多、药量越大,方法、步骤越复杂,服用时间要求越高,出现不遵医行为的可能性就越高。比如,如果医生要求患者一天吃四种药,其中一种饭前半小时吃,一天三次;一种饭后半小时吃;一种睡前半小时吃;还有一种每隔八小时吃一次。此外,每天注射两次胰岛素。如此复杂的程序患者很可能会不理解、搞错、忘记，甚至根本不愿意执行。

　　有些医疗处方要求患者改变他们长期维持的习惯，如开始每天进行有规律的运动、停止吸烟和饮酒等。但是这些改变对人们来说常常可能是很难做到的。一些研究发现，比起服用药物的建议，人们较少可能去服从改变个人习惯的医疗建议。

　　此外，药价过高、药物的副作用也是可能影响患者遵医率的因素。

　　◇　患者的心理因素和社会支持

　　个体从亲友、支持团体处得到的社会支持水平，是遵医行为最有力的预测因子之一。而且有证据显示，社会支持的质比量更重要。

　　有证据表明，患者的信念和遵从行为有关。一般来说，当患者相信遵从医嘱对健康有益，知觉到自己的疾病很严重、患者主观感受疾病的危害越大、信任现代医学、相信自己应当对自己的健康负责时，他们的遵医率越高。比如若患者的信念是只有巫术才能治愈自己的疾病，那么对于医生的建议很可能会置之不理。

　　此外，患者接受医疗建议时的认知与情绪状况也可能影响其遵医行为。比如中度焦虑的患者比高度焦虑和不焦虑的患者对医嘱的内容记得更多；患者对医学的相关知识越多，对医嘱的记忆更清晰完整。

　　再者，一些研究表明，患者的年龄、自制力、文化程度等因素也和遵医行为存在一定的相关，但相对而言，不是重要的预测因子。

◇ 医生的素养

研究显示,与医生有良好关系的患者遵医率更高。当医生给患者的感觉是温暖、友善、关怀、值得信赖,双方之间有足够的沟通、医生充分理解患者的主观愿望和心理感受,并向患者清楚地解释了他们的疾病与治疗时,患者会倾向于严格地遵从医嘱。

但事实上,许多患者离开医院时,并不知道应当怎样执行医嘱,原因是医患之间没有进行有效的沟通。病患对有关他们治疗的知识知之甚少,比如他们手里的药要吃多久,药的效用是什么,如何服用,有什么副作用,日常生活中要注意什么等。而医生却想当然地认为患者应该知道,或没有必要知道。举一个例子,如果医生说"每六小时吃一颗药"。这是否意味着患者每天晚上都要爬起来吃药?还是一天吃四颗就行?医生可能会认为自己已经说得很清楚,但患者可能会加以不正确的理解,因为每天晚上准时、中途起床吃药对任何人来说都是一件麻烦事。如果医生说明:"你需要准时地每六小时吃药,因为如果药效失去后,感染可能会再度出现。"那么,患者遵从医嘱的可能性会更高。但不幸的是,医生往往只花很少的时间和患者沟通有关疾病和治疗的信息,而且很多情况下是被动的沟通。

此外,医生的能力、学识、同行的评价、医院的设施环境等因素也会对患者的遵医行为产生影响。

参 考 文 献

1. 〔美〕Linda Brannon 等著,郑孝辰等译. 健康心理学(第 8 版). 中国轻工业出版社:2016.

2. 〔美〕Phillip L. Rice 著,胡佩诚等译. 健康心理学. 中国轻工业出版社:2000.

3. 安媛媛,苑广哲,伍新春,王文超. 社会支持对震后青少年创伤后应激障碍和创伤后成长的影响:自我效能感的中介作用. 心理发展与教育,2018,34(1):98-104.

4. 耿德勤. 医学心理学. 东南大学出版社:2003.

5. 顾瑜琦,刘克俭. 健康心理学. 北京科学技术出版社:2004.

6. 郭磊,徐飘燃,姚菲,张菲倚,齐乐,杨发辉. 重大疫情下我国公众急性应激障碍对负性情绪的影响——社会支持的调节作用. 西南大学学报(自然科学版),2020,42(5):21-30.

7. 胡利人,丁元林,孔丹莉. 医学生饮酒行为与危害健康行为的相关研究. 中国学校卫生,2004,25(3):267-268.

8. 〔美〕坎特威茨等著,杨治良等译. 实验心理学:掌握心理学的研究. 华东师范大学出版社:2001.

9. 李丹,谢韬,刘光远. 酗酒——伤害发生重要而共同的危险因素. 中国健康教育，2005(2):163-166.

10. 李宁秀，唐敏，王治军，任晓晖，刘丹萍. 患者遵医行为研究. 现代预防医学，2001,28(1):60-61.

11. 林丹华，方晓义. 青少年个性特征、最要好同伴吸烟行为与青少年吸烟行为的关系. 心理发展与教育,2003(1):31-36.

12. 林丹华，方晓义，郑宇. 社会榜样与青少年吸烟行为的关系. 心理发展与教育. 2000,16(3):18-24.

13. 凌文轮，方俐洛，黄红. 工作压力探讨. 广州大学学报(自然科学版),2004,3(1):76-79.

14. 刘建成，崔玉华，孟凡强，董问天. 神经衰弱治疗中的安慰剂效应. 中国学校卫生. 2003,17(4):258-260.

15. 彭易清，马红兵，彭正清等. 长期酗酒与糖耐量低减及 2 型糖尿病关系的研究. 中华实用医学，2004(14): 31-33.

16. 屈学勤.高血压病患者不遵医行为原因分析与健康教育. 中国行为医学科学,2002,11(2):179-180.

17. 沈艺,周箴. 管理者的工作压力与职业幸福感：自我效能感和恢复体验的作用.南京社会科学,2016(9):24-30.

18. 石林. 职业压力与应对. 社会科学文献出版社:2005.

19. 时蓉华. 社会心理学. 浙江教育出版社:1998.

20. 孙飙，汤珍秀. 慢性心理应激对机能活动的影响. 天津体育学院学报，1997，12(4): 22-23.

21. 王鸿翔. 身体锻炼对改善高血压状态的实验研究. 体育学

刊,2000(4):35-36.

22. 王淑敏,李雪.青少年压力应对策略的研究概述.上海教育科研,2004(3):25-29.

23. 王秀希,魏曙光.压力与成瘾行为的关系研究综述.宏观经济管理,2017(s1):92-93.

24. 王子文,郭晓明,郭爱云.不良生活习惯与心血管疾病发生病例的对照研究.解放军保健医学杂志,2002(4):231-232.

25. 闻智鸣.长期酗酒致糖尿病伴低胰岛素血症的发病机制探讨(附3例报告).淮海医药,2005(1):13-14.

26. 夏凌翔.元分析方法的几个基本问题.山西师大学报(社会科学版),2005,32(3):34-38.

27. 肖健,G米布芬尼.应激的可预期性和行为控制对大鼠免疫功能的影响.北京大学学报(自然科学版),1996,32(6):760-766.

28. 徐桂娟.心血管疾病与抑郁障碍:共病概念引出的新问题.中国临床康复,2005(11):146-147.

29. 徐砺.吸毒者心理卫生状况调查分析及教育对策.云南师范大学学报(自然科学版),2000(4):76-77.

30. 杨玲,崔诣晨.193例戒毒者人格类型及其与自尊社会支持和应对策略的关系.心理科学,2003,26(6):1034-1038.

31. 袁萍,安宁,汪心婷.成都市在校青少年对心脑血管病相关问题知晓率的调查.中国学校卫生,2001,22(3):238-239.

32. 曾爱琼,骆福添,麦洁梅.生活事件与心血管疾病.现代医院，2002,2(4):31-32.

33. 翟学伟. 中国人际关系网络中的平衡性问题:一项个案研究. 社会学研究，1996(3):78-87.

34. 张青春，孔祥勇，杨延金. 1050 例心血管病危险因素分析. 华北煤炭医学院学报，2004,6(3):322-323.

35. 张世彤,李焰. 健康心理学研究的多元解析方法. 健康心理学，2001，9(3):220-221.

36. 郑希付. 健康心理学. 华东师范大学出版社:2003.

37. 郑晓边. 健康心理学研究与中国特色. 健康心理学，1998，6(4):449-451.

38. 朱敬先. 健康心理学. 教育科学出版社:2002.

39. 朱文丽，冯宁平，王莹等. 1117 名 7～11 岁城市儿童心血管危险因素水平现状调查. 中国公共卫生，2000,16(7):622-623.

40. Ajzen, I., "From Intentions to Actins: A Theory of Planned Behavior," in J. Kuhl and J. Bechmann (Eds.), *Action Control: From Cognition to Behavior*. Springer, Heidelberg, 1985:11-39.

41. Andrykowski, M. A., The Role of Anxiety in the Development of Anticipatory Nausea in Cancer Chemotherapy: A review and Synthesis. *Psychosomatic Medicine*, 1990, Vol. 52(4): 458-475.

42. Bosscher RJ. Running and Mixed Physical Exercise with

Depressed Psychiatric Patients. *Int J Sports Psychol*, 1993, Vol. 24: 170-184.

43. Cleary PD. New directions in illness behavior research. Springer. US: 1986.

44. Compas B. E. et al. Coping with Stress During Children and Adolescence: Problems, Progress, and Potential in Theory and Research. *Psychological Bulletin*, 2001, Vol. 127（1）: 87-127.

45. Cooper, C. L. , Marshall, J. , *Understanding Executive Stress*. Macmillan Press, London, 1978.

46. David C, Nieman. Exercise, Infection and Immunity. *Int J Sports Med*. 1994, Vol. 15(3):131-141.

47. Dohrenwend, B. S. , Dohrenwend, B. P. , Dodson, M. , & Shrout, P. E. , Symptoms, Hassles, Social Supports and Life Events: The Problem of Confounded Measures. *Journal of Abnormal Psychology*, 1984, Vol. 93(2): 222-230.

48. Dohrenwend, B. S. , Dohrenwend, B. P. , Some Issues in Research on Stressful Life Events. *Journal of Nervous and Mental Disease*, 1978, Vol. 166: 7-15.

49. Doll R, Peto R. The Causes of Cancer: Quantitative Estimates of Avoidable Risks of Cancer in the United States Today. *J Natl Cancer Inst*, 1981, Vol. 66(6): 1191-1308.

50. Eisenberg et al. Coping with Stress: the Roles of Regula tion and Development. In J. N. Sabdler & S. A. Wolchik(Eds), *Handbook of Children's with Common Stressors: Linking Theory, Research, and Intervention.* New York: Plenum, 1997.

51. Eysenck, H. , Personality, Stress and Cancer: Prediction and Prophylaxis. *Br J Med Psychol*, 1988, Vol. 61(Ptl): 57-75. Review.

52. Felming, R. , Baum, A. , Gisriel, MM, Gatchel, RJ. , Mediating Influences on Social Support on Stress at Tress Mile Island. *Journal of Human Stress*, 1982, Vol. 8:14-22.

53. Frydenberg, E. , & Lewis, R. , Adolescent coping styles and Strategies: Is There Functional and Dysfunctional Coping? *Australian Journal of Guidance and Counseling*, 1991, Vol. 1: 35-42.

54. Holmes, Thomas H. , Richard H. Rahe. , The Social Readjustment Rating Scale. *Journal of Psychosomatic Research*, 1967, Vol. 11(2): 213-218.

55. Jane Ogden. *Health Psychology.* Open University Press. Buckingham: 2000.

56. Jerry Suls, Alex Rothman. Evolution of the Biopsychosocial Model: Prospects and Challenges for Health Psychology. *Health Psychology.* 2004, Vol. 23(2): 119-125.

57. Kanner, A. , Coyne, J. , Schaefer, C. , Lazarus, R. , Comparison of Two Modes of Stress Measurement: Daily Hassles and Uplifts Versus Major Life Events. *Journal of Behavioral Medicine*, 1981, Vol. 4(1): 1-39.

58. Kobasa, S. C. , *Personal Views Survey*. Chicago: Hardiness Institute, 1985.

59. Kubik A, Polak J. Lung Cancer Detection: Results of a Randomized Prospective Study in Czechoslovakia. *Cancer*, 1986, Vol. 57(12): 2428-2437.

60. Lazarus, R. S. , Folkman, S. , *Stress, Appraisal, and Coping*. Springer Publishing Company, New York, 1984.

61. Lazarus, R. S. , Puzzles in the Study of Daily Hassles. *Journal of Behavioral Medicine*, 1984, Vol. 7(4):375-389.

62. Levin DN, Cleeland CS, Dar R. Public Attitudes Toward Cancer Pain. *Cancer*, 1985, Vol. 56(9): 2337-2339.

63. Lin, E. H. , Peterson, C. , Pessimistic Explanatory Style and Response to Illness. *Behavioral Research and Therapy*, 1990, Vol. 28(3): 243-248.

64. Lundberg U, Frankenhaeuser M. Stress and workload of men and women in high-ranking positions. *Journal of occupational health psychology*. 1999, Vol. 4 (2): 142-151.

65. McHugh S, Vallis TM (Eds.), *Illness behavior: A*

multidisciplinary model. New York: Plenum Press, 1986.

66. Meyer Friedman, D. Ulmer. *Treating Type A Behavior and Your Heart*. Fawcett, 1984.

67. Mittleman, M. A. , Maclure, M. , Tofler, G. H. , Sherwood,J. B. , Goldberg, R. J. , Mueller, J. E. . Triggering of Acute Myocardial Infarction by Heavy Physical Exertion: Protection Against Triggering by Regular Exertion. *New England Journal of Medicine*, 1993, Vol. 329: 1677-1683.

68. Olbrich, E. ( ). Coping and Development. In H. Bosma & S. Jackson (Eds.), *Coping and Self-concept in Adolescence*. Berlin: Springer, 1990.

69. Pate, R. R. , Macera, C. A. , Risks of Exercise: Musculoskeletal Injury. In C. Bouchard, R. J. Shephard & R. Stephens (Eds.), *Physical Activity, Fitness, and Health : International Proceedings and Consensus Statement*. Champaign, IL: Human Kinetics, 1994:1009-1018.

70. Patrice G. Saab et al. Technological and Medical Advances: Implications for Health Psychology. *Health Psychology*. 2004, Vol. 23(2): 142-146.

71. Perry M. Nicassio et al. The Future of Health Psychology Interventions. *Health Psychology*. 2004, Vol. 23(2): 132-137.

72. Ray C, Lindop J, Gibson S. The concept of coping. *Psychol Med*, 1982, 12(2): 385-395.

73. Shapiro, A. K. , Morris, L. A. , The Placebo Effect in Medical and Psychological Therapies. In S. L. Garfield & A. E. Bergin (Eds.), *Handbook of Psychotherapy & Behavior Change* (2nd ed. , pp. 369-410). New York: Wiley, 1978.

74. Sheldon Cohen, Tracy B. Herbert. Health Psychology: Psychological Factors and Physical Disease from the Perspective of Human Psychoneuroimmunology. *Psychol*. 1996, 47:113-142.

75. Spiegel D, Bloom JR, Kraemer HC, et al. Effect of Psychosocial Treatment on Survival of Patients with Metastatic Breast Cancer. *Lancet*, 1989, Ⅱ : 886-891.

76. Temoshok L. Personality, Coping Style, Emotion and Cancer: Towards an Integrative Model. *Cancer Surv*, 1987, Vol. 6(3): 545-567.

77. Tetrick LE et al. A comparison of the stress-strain process for business owners and nonowners: differences in job demands, emotional exhaustion, satisfaction, and social support. *Journal of occupational health psychology*. 2000, Vol. 5 (4): 464-476.

78. Thompson, C. E.. Hysterical Paralysis. *The Journal of Family Practice*, 1982, Vol. 15(3): 1169-1173.

79. Timothy W. Smith, Jerry Suls. Introduction to the Special Section on the Future of Health Psychology. *Health Psychology*. 2004, Vol. 23(2): 115-118.

80. Wayne F. Velicer et al. Interactive Versus Noninteractive Interventions and Dose-Response Relationships for Stage-Matched Smoking Cessation Programs in a Managed Care Setting. *Health Psychology*. 1999, Vol. 18(1): 21-29.

81. Yin, Robert K., *Case Study Research: Design and Methods* (2nd ed.), London: Sage. 1994.